全国医药职业教育药学类规划教材

药 学 基 础

（第二版）

（供中职使用）

主 编　黄欣碧

编 者　(以姓氏笔画为序)

韦　超　　周小雅　　覃小间

黄欣碧

中国医药科技出版社

内容提要

本教材为全国医药职业教育药学类规划教材之一,主要介绍了健康与疾病、药品行业与职业、药品基础知识、药品质量四部分内容。健康与疾病部分基于学生的生活体验,介绍疾病常识,力图将生活经验升华为专业知识;行业与职业部分介绍药品行业中各岗位的任务与职责;药品基本知识和质量部分则介绍了药品从业人员必备的专业知识,并设计了相关实验与实训。

本书内容实用性强,除可供医药中等职业学校的药学类专业学生使用外,还可作为医药技工学校学生及药品相关企业初、中级工人岗位培训的教材。

图书在版编目(CIP)数据

药学基础/黄欣碧主编. —二版. —北京:中国医药科技出版社,2009.8(2024.7重印).

全国医药职业教育药学类规划教材. 供中职使用

ISBN 978 - 7 - 5067 - 4274 - 0

Ⅰ. 药… Ⅱ. 黄… Ⅲ. 药物学 – 专业学校 – 教材 Ⅳ. R9

中国版本图书馆 CIP 数据核字(2009)第 082940 号

美术编辑　陈君杞
版式设计　郭小平

出版　中国医药科技出版社
地址　北京市海淀区文慧园北路甲 22 号
邮编　100082
电话　发行:010 - 62227427　邮购:010 - 62236938
网址　www. cmstp. com
规格　787 × 1092mm $^1/_{16}$
印张　12 ¾
字数　208 千字
初版　2006 年 8 月第 1 版
版次　2009 年 8 月第 2 版
印次　2024 年 7 月第 20 次印刷
印刷　大厂回族自治县彩虹印刷有限公司
经销　全国各地新华书店
书号　ISBN 978 - 7 - 5067 - 4274 - 0
定价　**39. 00 元**
本社图书如存在印装质量问题请与本社联系调换

编 写 说 明

随着我国医药职业教育的迅速发展，医药院校对具有职业教育特色药学类教材的需求也日益迫切，根据国发［2005］35号《国务院关于大力发展职业教育的决定》文件和教育部［2006］16号文件精神，在教育部、国家食品药品监督管理局、教育部高职高专药品类专业教学指导委员会的指导之下，我们在对全国药学职业教育情况调研的基础上，于2007年7月组织成立了全国医药职业教育药学类规划教材建设委员会，并立即开展了全国医药职业教育药学类规划教材的组织、规划和编写工作。在全国20多所医药院校的大力支持和积极参与下，共确定78种教材作为首轮建设科目，其中高职类规划教材52种，中职类规划教材26种。

在百余位专家、教师和中国医药科技出版社的团结协作、共同努力之下，这套"以人才市场需求为导向，以技能培养为核心，以职业教育人才培养必需知识体系为要素、统一规范科学并符合我国医药事业发展需要"的医药职业教育药学类规划教材终于面世了。

这套教材在调研和总结其他相关教材质量和使用情况的基础上，在编写过程中进一步突出了以下编写特点和原则：①确定了"市场需求→岗位特点→技能需求→课程体系→课程内容→知识模块构建"的指导思想；②树立了以培养能够适应医药行业生产、建设、管理、服务第一线的应用型技术人才为根本任务的编写目标；③体现了理论知识适度、技术应用能力强、知识面宽、综合素质较高的编写特点。④高职教材和中职教材分别具备"以岗位群技能素质培养为基础，具备适度理论知识深度"和"岗位技能培养为基础，适度拓宽岗位群技能"的特点。

同时，由于我们组织了全国设有药学职业教育的大多数院校的大批教师参加编写工作，强调精品课程带头人、教学一线骨干教师牵头参与编写工作，从而使这套教材能够在较短的时间内以较高的质量出版，以适应我国医药职业教育发展的需要。

根据教育部、国家食品药品监督管理局的相关要求，我们还将组织开展这套教材的修订、评优及配套教材（习题集、学习指导）的编写工作，竭诚欢迎广大教师、学生对这套教材提出宝贵意见。

全国医药职业教育药学类
规划教材建设委员会
2008 年 5 月

第二版前言

对初中毕业刚刚进入职业学校学习的学生来说,药学专业无疑是一个陌生的领域,他们面临着"学什么?怎样学?"的难题。而旧的教学模式与课程体系却要求学生对未知的事物进行选择。显然这种选择的盲目性对挖掘学生学习潜力是非常不利的,为此我们开发了《药学基础》课程。第一版《药学基础》(主编周小雅)于2006年出版后,受到了广大师生的欢迎好评。随着药学学科的发展,本书的内容也需要充实与更新,因此我们对第一版《药学基础》进行了修订。

《药学基础》从介绍"健康、疾病"的基础知识入手,试图调动十五六岁学生所具有的生活体验,帮助他们把原有的知识、经验与新知识、新经验联系起来,并随着不断深入地学习,而逐渐被领到药学行业中来,了解行业中的"情",学会做行业中的"事"。因此《药学基础》是引领具有初中文化程度的药学中职新生进入药学行业的"通道",是中职药学各相关专业的公共课程,也是药学各相关职业的启蒙性课程。通过本课程的学习,学习者能对健康与疾病、药学与药学行业及相关职业有一个比较清晰的认识,以便根据自己对药学各相关专业的了解,结合自己的个性、兴趣、爱好等因素选择一个合适个人意愿的职业发展方向,确定下一阶段的学习内容。《药学基础》的课程目标之一是教会学生做事,包括两个方面的内涵:一是"事",二是"会做"。本课程要教会学生做的"事"包括:①把日常的行为习惯与健康、疾病的相关知识联系起来,以维护健康为标准,评价、修正自己的日常行为;②把对药学行业、职业岗位的了解与个人的兴趣、爱好及个性特点联系起来,选择一个有助于实现就业目标的专业,为近期的学习设计一个恰当的计划;③把工作质量与药品质量联系起来,正确评价社会上、生活中遇到的各类事件,以初步建立药学行业从业人员的职业道德意识。"会做事"表现为在一定的条件下能够恰当地运用知识与技能解决问题,并在解决问题时采取符合规范要求的决策、判断、操作等行为。事情会不会做,决策、判断是不是正确,行为是否符合规范,都必须在"做"的过程中才能体现出来。因此教师需以知识为载体,通过创造性劳动,恰当地设计和实施教学过程,并在此过程中不断评价与纠正，才能使学生在多次的模仿、训练、思考及探究中掌握必要的知识与技能，最终实现本课程的教学目标。

本教材的内容主要分为四个教学模块：一是健康与疾病，二是行业与职业，三是药学基本知识，四是药品质量，四个模块的学习是一个从生活经验逐渐转化为职业素养的过程。"健康与疾病"基于学生已有的生活体验与经验，通过常见疾病的介绍，将生活经验升华为专业知识，以激发学生的学习兴趣；行业与职业主要介绍药学行业中各职业岗位的工作任务与工作职责，提供的是了解药学行业及相关职业的"通道"，通过这一通道把学生引入药学行业；药学基本知识和药品质量模块则提供药学行业的从业人员都必须具备的最基本的专业知识，通过学习，使学习者初步形成从业人员必需的职业素质。

本教材除可供医药中等职业学校的药学类专业学生使用外，还可作为医药技工学校学生及药学相关企业初、中级工人岗位培训的教材。

本教材在《药学基础》（第一版）教材基础上进行了修订，第一章由黄欣碧编写，第二章由覃小间编写，第三章由韦超编写，第四章由黄欣碧编写，第五章由周小雅编写。

由于编者水平有限，且教学科研工作繁忙，书中难免存在疏漏与错误，衷心希望读者给予批评指正。

编者
2009 年 2 月

目　　录

3

第一章 课 程 简 介

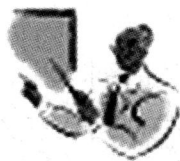

小资料:

　　小李今年初中毕业，因为学习成绩不太理想，他放弃读高中的念头，决定学习一技之长后尽快就业自立。因为爷爷和爸爸都从事医药工作，爷爷退休后还开药店，他时常去爷爷药店玩，也认识了一些中药，如麻黄、桂枝、杏仁、甘草及其功能。小李自己对药也产生了兴趣，且家长也建议他去学药学，毕业后好子承父业。于是他报名就读药科学校。来到学校后，他到校园里转了转，对学校崭新气派的教学大楼、整洁明亮的教室、宽阔的绿荫场相当满意。特别是参观实训大楼后，他发现1到5楼有很多实训教室、里面的实训设备和标本很多他从来没见过，他很好奇这些是用做什么？在1楼他还见有模拟药房，5楼还有模拟GMP车间，实训大楼前还有生物制药实训基地。这些新鲜的东西令他很感兴趣。但看到学校招生宣传栏里有药剂、中药、制药工艺、药品营销、生物制药、现代物流、精细化工、电子商务、药品检验等专业可供选择，他一下子也没有主意了，他原以为学药的就有药剂1个专业，那么多的专业真不知道选哪个？他担心选错专业后就不好帮爷爷经营药店了。

议一议

　　（1）小李如何才能根据自己的目标选择合适专业就读？

　　（2）他需要学习什么课程？学成毕业后，他能掌握什么技能？能否胜任在爷爷药店工作？

友情提示

不要担心，《药学基础》这就来帮像小李一样困惑的学生解决这些疑问！学生在入学的第一学期结束时，可以重新选择合适自己的专业就读。

第一节 致 学 生

一、教学目标

知识与技能目标：能归纳出《药学基础》学习目的、学习目标和学生要求。

过程与方法目标：通过阅读和倾听教师讲解以明确《药学基础》课程的学习任务。

情感态度与价值观：自觉预习，主动参与讨论。

二、课程的开发背景

我们的专业技术课程是根据职业岗位的业务要求而直接开设的。而每一个专业的学习内容能够覆盖的职业岗位数量是有限的，不能寄希望于通过一个专业的课程学习，就能够掌握很多职业岗位工作需要的知识与技能。因此作为学习者，首先要确定的是就业目标定位于哪一类型的职业岗位。就业目标的选择决定了你对专业的选择。我们希望这种选择不是盲目的，所以开设了《药学基础》这门课。

三、课程的内容和目标

《药学基础》是中职药学各相关专业的公共课程，主要介绍健康、疾病、药品、药学行业、药品质量的相关基础知识。无论今后选择什么专业或选择哪一类职业岗位就业，只要是在药品行业内工作，这些知识都是必需的。各项内容在不同的专业基础课程或专业技术课程中，还会向深度与广度两个方面有所拓展。我们期望学习者能通过本课程的学习，对健康与疾病、药品与药品行业及相关职业有一个比较清晰的认识，以便根据自己对药学各相关专业的了解，结合自己的个性、兴趣等因素选择一个适合个人意愿的职业发展方向，确定下一阶段的学习内容。

四、学习目标与要求

《药学基础》的学习目标分为三个层次，一是对基础知识的记忆，只要认真学习，相信这个目标不难达到。二是学会知识的运用，达到这个目标有点难度，但如果能结合我们自己的生活经验，经过多次练习，大多数学生能做到。三是将知识内化为日常的行为习惯，这个目标是最难的，因为我们要用新的知识来重新塑造或者修正自己，不是一时半会可以做到的事情，关键在于我们要有意识地向这个目标努力，有意识地对自我行为予以控制，即所谓"态度决定命运"。

要实现预期目标，首先是要有正确的学习态度，关键是认真。学习是一个积少成多的过程，不认真就一点也学不会。只要认真，学会一点是一点，点点滴滴积累起来就掌握了很多知识。其次是要注意把新知识和日常生活中的经验联系起来。这种联系不仅能够加深对新知识的记忆，同时还有助于掌握迁移知识的方法，是一个有效地应用知识、拓展知识面、提高综合能力的途径。三是在掌握了一定知识的基础上，要逐渐学会以正确的视角看待和评价生活中的事物，以形成正确的价值观。特别是要注意学习什么事是可以做的，什么事是不可以做的；可以做的事应该以什么方式做，并以此规范自己的行为。我们倡导维护自身健康的生活方式以预防疾病。作为药品行业未来的"业内人士"，我们还应关注他人的健康。掌握从业的基本知识与技能，规范地开展各项工作，是一个药品行业的从业人员可以、也应该对社会做出的一点贡献。

第二节　致教师

一、课程的性质与特点

《药学基础》课程从介绍"健康、疾病"的基础知识入手，试图调动十五六岁学生所具有的生活体验，帮助他们把原来的知识、经验与新知识、新经验联系起来，并随着不断深入地学习，而逐渐被领到药品行业中来，了解行业中的"情"，学会做行业中的"事"。"会做事"表现为在一定的条件下能够恰当地运用知识与技能解决问题，并在解决问题时的决策、判断、操作等行为符合规范的要求。《药学基础》是引领普通初中毕业生进入药品行业的"通道"，是中职药学各相关专业的公共课程，也是药学各相关职业的启蒙性课程。

二、教学要求

《药学基础》要教会学生做的"事"包括：一是把日常的行为习惯与健康、疾病的相关知识联系起来，以维护健康为标准，评价、修正自己的日常行为；二是把对药品行业、职业岗位的了解与个人的兴趣、爱好及个性特点联系起来，选择一个有助于实现就业目标的专业，为近期的学习设计一个恰当的计划；三是把工作质量与药品质量联系起来，正确评价社会上、生活中遇到的各类事件，以初步建立药学行业从业人员必需的职业道德意识。

　　教学中教师需以知识为载体，通过创造性劳动，恰当地设计和实施学习过程，并在此过程中不断评价与纠正，才能使学生在多次的模仿、训练、思考及探究中掌握必要的知识与技能，最终实现本课程的教学目标。因此教师应根据学生的学习状况，对教材中的实验或实训项目和内容进行适当的修订，以拓展和提高学生的综合能力，真正体现"以学生为主体，以教师为主导，以能力为本位"的职业教育课程开发新理念与新趋势。

（黄欣碧）

第二章　健康、疾病

第一节　健　康

小资料：

小王在一家外企任部门经理，经常加班，不能及时得到休息，总是觉得工作很累很累。生活也没规律，很少在家吃饭，有些胖，营养不均衡，更没时间锻炼。

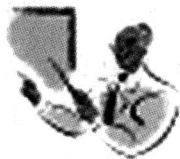 **议一议**　小王的身体健康吗？

一、基本概念

（一）健康

健康是永恒的话题，是人生的第一财富。长期以来，人们把健康理解为"不生病"，只有在生病时才感觉到健康有了问题，才去寻医求药。其实，这种理解是片面的。健康，并不单是对身体的"病"和"弱"的否定，而是指肉体的、精神的和社会的良好状态的总称。世界卫生组织指出：健康不仅是没有疾病和虚弱现象，而且是一种躯体上、心理上、道德上和社会适应方面的完好状态。

1. 躯体健康

躯体的结构完好和功能正常是一个人健康的重要标志之一。体格是指反映人体生长发育水平、营养状况和锻炼程度的状态。一般通过观察和测量身体各部位的大小、形状匀称程度，以及体重、胸围、肩宽、骨盆宽度和皮肤与皮下软组织情况来判断，是反映体质的标志之一。一个健康的人，应具有下列特征：眼睛明亮，无眼疾；身体发育正常，无疾病；身体匀称，体重、身高标准；头发光泽而无头屑；牙齿无疾而洁净；肌肉富有弹性；皮肤富有弹性，洁净无疾病；应变能力强；能抗御一般感冒和疾病；有充沛的精力，能从容不迫地应付日常生活和工作的压力而不感到紧张。

2. 心理健康（又称精神健康）

心理是指客观事物在大脑中的反映，是感觉、知觉、情感、记忆、思维、性格、能力等的总称。评价一个人的心理是否健康、是否正常是相当困难的，没有一个统一的、一致性的标准，而且判断时还需要考虑对方所处的时代、文化背景、年龄、经历以及情境等多方面的因素。心理学家认为，心理健康的人应该具有下列特征：能很快甩掉心理包袱，持续稳定地保持愉快、满意和自信的心境；具有自我反省的自制力，能正确地评价自己，不妄自尊大，不妄自菲薄；具有和谐的人际关系，乐于和别人交往，能分享、给予和接受爱与友谊；能形成高尚的理想与远大的抱负，能使自己的认识与行为保持一致；能够正确认识和良好地适应社会，言行符合社会规范要求，能对自己的行为负责。

3. 道德健康

道德是社会或特定群体的共同期望值，是一种行为的标准，人们对这样的标准有努力达成的期望。道德是限制和惩罚不道德的有力机制。道德健康包括不以损害他人利益来满足自己的需要，具有辨别真伪、善恶、美丑、荣辱等是非观念，能按照社会行为的准则来约束自己。

心理学家通过研究发现，犯贪污受贿罪的人，易患癌症、脑出血、心脏病和神经过敏等症。有悖于社会道德标准的人，其独断专行、胡作非为必然导致紧张、恐惧、内疚等精神负担，引起中枢神经、内分泌系统的功能失调，并干扰各种器官组织的正常生理代谢过程，削弱其免疫系统的防御能力，使身体器官发生病变。与人为善、淡泊的心境，能促进人体分泌更多有益的激素、酶类和乙酰胆碱等。这些物质能将血液的流量、神经细胞的兴奋度调节到最佳状态，从而增强机体的抗病能力，促进人的健康和长寿。

4. 良好的社会适应能力

指能在社会系统内得到充分的发挥，有效地扮演与其身份相适应的角色，其行为与社会规范相一致。

健康标准不是绝对的。不同的群体、不同的年龄阶段的人，健康的标准有一定差异。随着社会的发展和进步，健康水平的内涵也会不断发展。

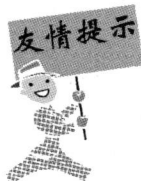

友情提示　　显然，健康不仅指没有疾病或没有残疾，还需要心理上健康和对社会有较强的适应能力。而长寿也不是健康的唯一目的。健康除了避免经济损失外，更重要的是促进社会生产发展和促进家庭美满幸福。因此，健康是人生最大的财富。

说一说　　什么是健康？什么是心理健康？

（二）亚健康

亚健康指非病非健康状态，人体处于健康和疾病之间，即机体内出现某些功能紊乱，但未影响到行使社会功能，主观上有不适感觉，是人从健康到疾病的中间阶段。故又称"次健康"、"第三状态"、"中间状态"、"游离状态"、"灰色状态"等。

亚健康的特征是患者体虚困乏、易疲劳、失眠、休息质量不高、注意力不易集中、适应能力减退、精神状态欠佳，甚至不能正常生活和工作。在心理上的具体表现为：情绪低沉、反应迟钝、失眠多梦、白天困倦、记忆力减退、烦躁、焦虑、易惊等。亚健康状态是现代社会普遍存在的社会问题。

造成亚健康的因素很多，主要有以下几方面。

1. 过度紧张和压力

研究表明长时期的紧张和压力对健康有四害：一是引发急慢性应激直接损害心血管系统和胃肠系统，造成应激性溃疡和血压升高、心率增快，加速血管硬化进程和心血管疾病发生；二是引发脑应激疲劳和认知功能下降；三是破坏生物钟，影响睡眠质量；四是免疫功能下降，导致恶性肿瘤和感染机会增加。

2. 不良生活方式和习惯

如高盐、高脂肪和高热量饮食，大量吸烟和饮酒及久坐不运动是造成亚健康的最常见原因。

3. 环境污染的不良影响

如水源和空气污染，噪声、微波、电磁波及其他化学、物理因素污染是防不胜防的健康隐性杀手。

4. 不良精神、心理因素刺激

这是心理亚健康和躯体亚健康的重要因子之一。

议一议 什么是亚健康?

二、危害健康的因素

危害人类健康的因素很多,如人们的精神状态、劳动和生活条件、吸烟、酗酒、外伤、化学毒物、病原微生物、寄生虫、营养物质缺乏、免疫缺陷、遗传因素等。此外,心理因素对健康的影响显得日益明显。

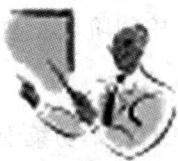

小资料:

1994 年世界卫生组织提出吸烟是世界上引起死亡的最大"瘟疫",经调查表明发展中国家吸烟在近半个世纪内吞噬生灵 6000 万,其中 2/3 是 45~65 岁,吸烟者比不吸烟者早死 20 年。

香烟燃烧产生的烟雾中,含有 3000 多种有害的化学物质,包括 40 多种致癌物质,尼古丁就是其中的致癌物质之一。研究表明,一支香烟所含的尼古丁可毒死一只小白鼠。

长期大量吸烟引发气管炎、支气管炎、肺气肿、肺癌等呼吸系统疾病,吸烟者的肺癌发病率比不吸烟者高 10~20 倍。

吸烟对人的循环系统、消化系统、神经系统等均会造成不同程度的损伤,而且容易引发高血压、冠心病等疾病。女性吸烟还会大大增加患子宫癌等疾病的可能性,孕妇如果直接吸烟或长期被动吸烟,还会诱发胎儿畸形。

如按目前吸烟情况继续下去,到 2025 年,世界每年因吸烟致死将达 1000 万人,为目前死亡率的 3 倍,其中我国占 200 万人。现在我国烟草总消耗量占世界首位,青年人吸烟明显增多,未来的 20 年中,因吸烟而死亡者将会急剧增多。

　　吸烟对自身和他人的健康都有害。世界卫生组织将每年的 5 月 31 日确定为"世界无烟日"，宣传吸烟的危害，开展戒烟、限烟的健康教育活动。青少年正处于生长发育期，吸烟会降低记忆力、分散注意力、影响身体的生长发育和正常的学习。青少年不仅要自觉不吸烟、不酗酒，还要关心他人的身体健康，积极宣传吸烟、酗酒的危害，做一个文明的促进者。

说一说　　小资料告诉我们，吸烟危害健康。请同学们结合实际，说说在我们的日常生活中有哪些行为不利于健康？如何改进？

三、健康问题

　　世界卫生组织（WHO）提出了新的身心健康标准，内容如下。①快食：快食并非狼吞虎咽，不辨滋味。而是指吃饭不挑食、不偏食，吃主餐时感觉津津有味。如果出现持续性无食欲状态，则意味着胃肠或肝脏可能有问题。②快眠：指上床后能较快入睡，睡眠舒畅，醒后头脑清醒，精神饱满，睡眠质量好。神经系统兴奋与抑制功能协调，内脏无病痛干扰，是快眠的重要保障。③快便：能快速畅快地排泄大小便，且感觉轻松自如，在精神上有一种良好的感觉，便后没有疲劳感，说明胃肠功能好。④快语：说话流利，头脑清醒，思维敏捷，没有词不达意现象。且中气充足，心肺功能正常。⑤快行：行动自如、协调，迈步轻松、有力，转体敏捷，反应快速，动作流畅，精力充沛旺盛。证明躯体和四肢状况良好，因诸多疾病导致身体衰弱，均先从下肢开始，人患有内脏疾病时，下肢常有沉重感；心情焦虑，精神抑郁，则往往感觉四肢乏力，步履沉重。⑥良好的个性：指性格柔和，言行举止得到公众认可，能够很好地适应不同环境，没有经常性的压抑感和冲动感。能以良好的处世态度看问题，办事情都能以现实为基础。与人交往能被大多数人所接受。不管人际关系如何变换，都能始终保持稳定、永久的适应性。⑦良好的人际关系：言谈举止恰到好处，与人相处自然融洽，不孤芳自赏寂寞独处，具有交际广、知心朋友多的特点。众人都乐于向他倾诉心中的苦与乐。

　　根据以上的健康理念，人们总结出现代人具体的健康标准体系，分心理健康标准和生理健康标准。

谈一谈 如何培养良好的生活习惯？

（一）生理健康

生理健康主要从以下标志判断：①精力充沛：保持旺盛的精力，无懒惰感，一时疲劳后也容易恢复，热爱工作和生活。②不易生病：特别不易生大病、重病，免疫力和适应能力强，偶有微疾恢复很快，常常无药自愈。③体重正常：体型匀称，无发育不良，不超过或低于标准体重的10%。④睡眠良好：睡眠时间保持在6~8小时，入睡快，睡眠实，无失眠也无过眠，醒后清爽。⑤食欲旺盛：认识到饮食有益于保健，不偏食，不过饱，饭后无胃肠不适，善饮水。⑥排便通畅：定时排便，无不适感，无出血；尿澄清，排尿无困难，尿色不深，夜尿不多，无异味。⑦牙齿完整：牙周无糜烂或出血，口腔黏膜呈微红色，舌无厚苔，口腔无异味。⑧眼睛明亮：粉红而光滑的结膜，视力正常或矫正视力良好，眼压不高，眼睑无浮肿。⑨皮肤柔润：肤色正常富弹性，皮下无肿物；头发有光泽，并附于头皮；指甲坚固微红，不易裂。⑩体温脉搏正常：体温正常，脉搏保持60~100次/分钟；呼吸从容，12~20次/分钟。

说一说 生理健康有哪些特征？

（二）女性健康

1. 女性生理的特点

在很多方面，女性的身体无异于男性，如心、肝、肾、肺等器官。不同方面在于生殖器官。

女性身体一生中经历许多重要变化，如青春期、妊娠期、哺乳期及绝经期等。每个月也发生变化，如月经前、中及后。大多数变化发生在阴道、子宫、卵巢、输卵管及乳房。这些变化的原因是由于雌性激素分泌引起的。

男性的睾丸和女性的卵巢都是性腺，能分泌类固醇样物质，这种类固醇样物质与人体的性器官发育和性功能等有密切关系，所以将它叫性激素。男性睾丸里产生的性激素叫雄性激素，女性卵巢组织里产生的性激素叫雌性激素（包括雌激素和孕激素）。雌性激素分泌的水平影响着女性的情绪、体重、体温、饥饿感、骨骼的强健以及性感受。

2. 女性特殊生理期

（1）月经期：在青春期，女性生殖器官逐渐成熟，以月经来潮为标志。成熟女性每月有几天有脱落的子宫内膜及血液从阴道排出称为月经。第一次来月经称"初潮"。初潮年龄约在 10～16 岁之间，这表示她们已经长大并且具有了生育能力。如果超过 18 岁仍未来月经，应到医院就诊。月经周期为两次月经间隔的天数，一般约 28～30 天，提前或延后 3 天仍属正常。月经持续的天数称月经期，一般为 3～6 天，个体差异很大（图 2-1）。

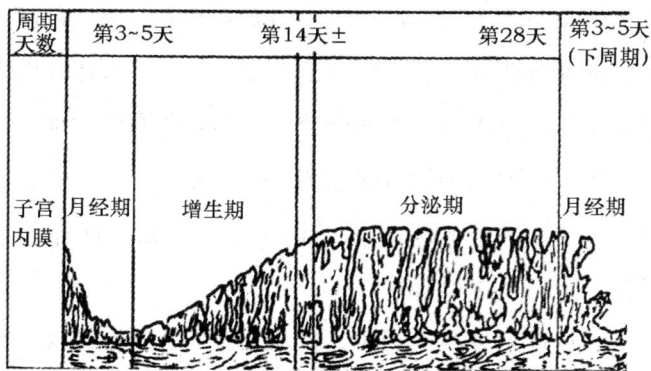

图 2-1 月经周期示意图

在行经期间，一般不影响女性的生活和工作，但有时有盆腔充血引起腰部酸胀和下腹部坠胀感、头痛、体温降低等症状，机体抵抗力下降，应禁止性生活。

（2）妊娠期：妊娠是胚胎和胎儿在母体内发育成长的过程。卵子受精是妊娠的开始，胎儿及其附属物自母体内排出是妊娠的终止。妊娠期由于胎儿发育生长的需要，母体各系统发生一系列适应性生理变化，如子宫逐渐增大、易感恶心、心率加快、血压升高等。孕期常见症状有消化不良、便秘、失眠、下肢肌肉痉挛、腰背痛、贫血、下肢浮肿等，应做好妊娠期保健、分娩期保健、产褥期保健等工作。

（3）哺乳期：哺乳期妇女易发生营养不良、贫血等，应加强营养。

（4）绝经期：绝经妇女在 40～50 岁之间逐渐没有月经来潮，最后一次月经称为绝经。绝经后的妇女再也不能怀孕生育，不规则的月经可能会持续好几个月。此期长短因人而异，可从 40 岁开始，历时 10 余年，卵巢功能逐渐衰退、生殖器官亦开始萎缩向衰退变更，曾称更年期。绝经期妇女常会觉得不舒服、焦虑、沮丧、烦恼，觉得发热、全身疼痛等，这些都属正常现象，过一段时间就自然消失。妇女在绝经期后如有大量出血或下腹疼痛，或在停经数月后再有出血现象，应立即就诊。

11

说一说　什么是月经？如何做好经期卫生？

3. 青春期女性常见病

（1）痛经：是少女的常见现象，属于正常现象。凡在行经前、后或行经期出现腹痛、腰酸、下腹坠胀、头痛、全身不适，称为痛经，也称行经痛、月经痛。引起痛经的因素有子宫发育不良、子宫过度倾曲、子宫颈口狭窄、内分泌紊乱、精神过度紧张、子宫内膜异位、急慢性盆腔炎或内分泌失调等。痛经多发生在未婚女性。有痛经的女性平时应加强锻炼，增强体质，生活规律，注意饮食，补充营养，经期避免剧烈运动和过度劳累，防止受寒。痛经发作期间可口服非处方药中的解热止痛药或解痉药。

（2）月经周期不规则：这对某些女性来说仍属正常，但对有些人却表示可能有慢性疾病如贫血、营养不良、子宫发炎或肿瘤。

如果月经到期没来，可能是怀孕的征象，但对青春期女孩也可能是由于烦恼等引起月经失调甚至停经。

如果月经期超过6天，或大量出血，或一个月来潮两次以上，则必须到医院就医。

（3）营养不良：女性在怀孕和哺乳期间，为了满足婴儿的生长发育需要，母体的营养物质需要量增加，在此时期若补充不足，易导致母体甚至婴儿的营养不良。

（4）贫血：女性在月经来潮后至绝经前这一阶段，由于每月有一次月经出血，如月经血过多，可能造成铁丢失过多，导致缺铁性贫血。因此，在这一时期应多吃含铁丰富的食物，严重患者应补充铁剂。

议一议　什么是痛经？如何避免？抽时间去图书馆或上网收集含铁丰富的食物有哪些？

4. 性健康

性行为是生命的一部分。对许多女性来说，这是一种感受愉悦和向丈夫表示爱意和性欲的方式，或者是以此怀孕生子。但性行为也会导致严重的问题，比如意外怀孕对女性健康的危害，或感染性病，或由强迫性性行为带来的躯体和感情上的创伤。为避免这些，女性必须能支配自己的性生活。这包括：自己选择性伴侣；和对方商量何时及如何过性生活；选择是否或何时怀孕；预防性传播疾病包括艾滋病；从性暴力中解放出来，包括强迫性性行为。

说一说 生命如何起源？如何避孕？如何防止性病？

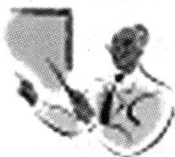

相关链接：

同学们正处在青春发育期，希望探索人体的奥秘。生命的起源的详细内容可参阅《医学基础》、《生理学》、《人体解剖学》。避孕药详情内容可参阅《实用药物商品知识》或《药理学》。

（三）心理健康

心理健康标准主要从以下几方面体现：①智力水平正常、能力自然表现。②情绪稳定，能积极主动适应环境。③心理与行为协调一致。④与社会适应，人际关系协调；行为反应适度，不敏感不迟钝。⑤不背离社会行为规范，根据自己的能力和外界条件实现个人目的。⑥理想与现实基本相符。

友情提示

现在许多医院和学校都开设有心理咨询中心，有相关需求的同学可以去咨询。心理咨询师会"打开你的心结"。

说一说 心理健康有哪些特征？如何做好自我心理调节？

四、自我保健与药学服务

（一）自我保健

构筑社会健康屏障应该包括三个方面：一是政府，指卫生部门及其他相关的部门；二是服务者，指医院、防疫站工作的医生、药师、防疫员、护士；三是消费者，即接受服务的人员。传统的医疗保健更多的是依赖医生、防疫员、护士，依赖医院，现在强调变被动为主动，消费者本身也要关注自己的保健，参与互动，这就是所说的自我保健。

随着经济的发展，许多国家（尤其是发展中国家）已经开始经历从感染性疾病为主要威胁向非感染性的慢性疾病转换的过程，生活方式与健康关系越来越密切。疾病的预防、健康教育以及个人的保健在卫生保健体系中占有相对重要的地位。1978 年 WHO 提出了"人人享有卫生保健"的目标。保健是基本人权，而对保健这一基本人权的维护就是关注自己的健康，关爱生命。

维护健康的标准有几方面，一是生活条件，二是自然环境，三是经济条件，四是社会条件，五是医疗保健条件。专家研究表明，在这五个方面，医疗保健医生、防疫人员起的作用只占15%到20%，生活条件、自然条件、经济条件、社会条件很多时候要靠人们去建造，所以自我保健就显得非常重要。

自我保健一是有自我保健的意识，二是要提高自我保健的能力，三是要进行健康体检。保健不再是医生、护士的专利，每个人都要掌握这方面的基本知识。而健康体检对增强自我保健意识，对于有病早治、无病预防是非常重要的。

说一说　自我保健包括哪些方面？有什么意义？

（二）药学服务

药师以负责的态度指导药物治疗，以达到特定的治疗效果，并因而改变病人的生活质量称为药学服务。

药师是药学服务的提供者。药学服务的职能要求药师成为其他健康服务专业人员的药物顾问，以药学专业知识向公众（包括医务人员、病人及其家属）提供直接的与药物使用有关的服务（包括药物的选择、药物的使用知识和信息），以提高药物治疗的安全性、有效性与经济性，实现改善与提高人类生活质量的理想目标。

议一议　药师在自我保健中起了什么样的作用？

友情提示　　健康不仅是没有疾病和虚弱现象，而且是一种躯体上、心理上、道德上和社会适应方面的完好状态。亚健康指人体处于健康和疾病之间的状态。健康是人生最大的财富。

实验与实训　健康状况的检测与评价

1. 躯体健康的自我检测

做一做　请根据以下健康自测指标检测并评价自己的健康状况。

（1）体温：正常体温（腋窝体温）为 36 ~ 37℃，高于 37℃称为发热，多见于感染性疾病。低于 36℃称为"低体温"，可见于年老体弱、长期营养不良、甲状腺功能低下及休克患者。

（2）脉搏（心率）：成人脉搏在安静状态下为 60 ~ 100 次/分。心率过速、过缓或节律不规则均为心脏不健康的表现。应到医院检查。

（3）血压：成年人正常血压为 100 ~ 120mmHg（13.3 ~ 16.0kPa）/60 ~ 80mmHg（8.0 ~ 10.7kPa），正常成年人安静状态时血压收缩压≥140mmHg 和或舒张压≥90mmHg 即可诊断为高血压。应到医院就诊。

（4）呼吸：健康人呼吸平稳、规律，12 ~ 20 次/分，过速、过缓或节律异常者均为呼吸异常，应到医院就诊。

（5）体重：目前，关于理想体重可按下列公式测算：男性的标准体重（kg）= 身高（cm）- 105；女性的标准体重（kg）= 身高（cm）- 100；超过标准体重 10% 为偏重，超过 20% 为肥胖。长期稳定的体重是健康的指标之一。短时间内消瘦可见于糖尿病、甲亢、癌症及胃、肠、肝脏疾患。应及时到医院就诊。

（6）饮食：成年人每日食量约 500g，老年人食量减少。如出现多食多饮消瘦应考虑糖尿病、甲亢等。应及时到医院就诊。

（7）排便：正常成年人每日或隔日排便一次，为黄色成形软便。如大便次数、颜色、形状发生异常，应到医院就诊。

（8）排尿：正常成年人每日排尿约 $1 \sim 2L$，约 $2 \sim 4$ 小时排尿一次，夜间排尿间隔不定。正常尿液为淡黄色，透明状。如尿量、颜色、次数异常，排尿困难或疼痛均应到医院就诊。

（9）睡眠：正常成年人每日睡眠约 $6 \sim 8$ 小时。长期入睡困难、熟睡困难、早醒不眠等均为睡眠障碍的表现。睡眠障碍者不可滥用安定类药物。

（10）精神：健康人精神饱满，行为敏捷，情感合理，无晕无痛。

2. 心理健康的测试

测一测　请在问题后面的括号内填上"是"或"否"。

（1）每当考试或被提问时，是否会紧张得出汗？ （　　）

（2）看见不熟悉的人是否会手足无措？ （　　）

（3）看见不熟悉的人是否会使工作不能进行下去？ （　　）

（4）紧张时，头脑是否会不清醒？ （　　）

（5）心里紧张时是否会出差错？ （　　）

（6）是否经常把别人交办的事搞错？ （　　）

（7）是否会无缘无故地挂念不熟悉的人？ （　　）

（8）没有熟人在身边是否会感到恐惧不安？ （　　）

（9）是否常犹豫不决，下不了决心？ （　　）

（10）是否总希望有人和自己闲谈？ （　　）

（11）是否被人认为不机灵？ （　　）

（12）在别人家里吃饭，是否会感到别扭和不愉快？ （　　）

（13）和别人会面，是否会有孤独感？ （　　）

（14）是否会因不愉快的事缠身，一直忧忧郁郁，解脱不开？ （　　）

（15）是否经常要哭泣？ （　　）

（16）是否因处境艰难而沮丧气馁？ （　　）

（17）是否感到厌世？ （　　）

（18）是否有生不如死之感？　　　　　　　　　　　　（　　）

（19）是否总是愁眉不展？　　　　　　　　　　　　　（　　）

（20）家庭中是否有愁眉不展的人？　　　　　　　　　（　　）

（21）遇事是否就会无所适从？　　　　　　　　　　　（　　）

（22）别人是否认为你有神经质？　　　　　　　　　　（　　）

（23）是否有神经官能症？　　　　　　　　　　　　　（　　）

（24）家庭成员中是否有严重精神病患者？　　　　　　（　　）

（25）是否进过精神病院？　　　　　　　　　　　　　（　　）

（26）家庭人员中是否有人进过精神病医院？　　　　　（　　）

（27）是否神经过敏？　　　　　　　　　　　　　　　（　　）

（28）家庭成员中有无神经过敏的人？　　　　　　　　（　　）

（29）感情是否容易冲动？　　　　　　　　　　　　　（　　）

（30）一受到别人批评，是否就会心慌意乱？　　　　　（　　）

（31）是否被人认为是个好挑剔的人？　　　　　　　　（　　）

（32）是否一点也不能宽容他人，甚至连自己的朋友也是这样？（　　）

（33）是否会一门心思想某件事或做某件事，而不听从别人劝告？（　　）

（34）脾气是否暴躁、焦急？　　　　　　　　　　　　（　　）

（35）做任何事是否都是松松垮垮、没有条理？　　　　（　　）

（36）是否稍有冒犯就会火冒三丈？　　　　　　　　　（　　）

（37）是否被人批评就会暴跳如雷？　　　　　　　　　（　　）

（38）是否稍不如意就会怒气冲冲？　　　　　　　　　（　　）

（39）是否别人请求帮助就会感到不耐烦？　　　　　　（　　）

（40）是否会怒发冲冠？　　　　　　　　　　　　　　（　　）

（41）是否身体经常会发抖？　　　　　　　　　　　　（　　）

（42）是否经常会感到坐立不安，情绪紧张？　　　　　（　　）

（43）是否因突然的声响会突然跳起来，全身发抖？　　（　　）

（44）别人做错了事，自己是否也会感到不安？　　　　（　　）

（45）半夜里是否经常听到声响？　　　　　　　　　　（　　）

（46）是否经常有恶梦？　　　　　　　　　　　　　　（　　）

（47）是否经常有恐怖的景象浮现在眼前？　　　　　　（　　）

17

（48）是否经常会发生胆怯和害怕？ （ ）

（49）是否突然间会出冷汗？ （ ）

（50）是否总是会被别人误解？ （ ）

凡答"是"的记1分。答"否"记0分。得分在15分以上的人，即可能有某些精神症状，最好去拜访心理学家。

3. 病例分析

一位44岁的浙江籍中年男性，某公司总经理。吸烟史20年，每天一包。检查结果是：身高173cm，体重84kg，体重指数＞25，血压21.3～13.3kPa（160/100mmHg），总胆固醇7.0mmol/L，甘油三酯2.5 mmol/L，低密度脂蛋白5.6 mmol/L，空腹血糖8.0 mmol/L，餐后2小时血糖14.0 mmol/L。医生告诉他已经患了糖尿病、高血压，血脂也不正常。建议患者好好治疗。但该患者认为自己吃得下、睡得着、能工作，也没有口渴、多尿、消瘦、乏力等症状，没有什么病。

说一说

（1）该患者是否有疾病？

（2）没有疾病就是健康，即使有病没有症状也是比较健康，这种看法对吗？

（3）什么是健康？

4. 讨论

议一议

（1）吸烟数量与肺癌发病率有什么关系？

（2）你认为有没有必要创建"无烟学校"、"无烟家庭"、"无烟社区"，为什么？

（3）为什么说创建美好家园和身体力行地参与环境保护活动对我们的健康具有重要影响？我们如何拒绝"白色污染"？

试一试

如果让你向家人提出一项戒烟建议，你如何让他们能乐意接受你的建议？

课外研究

搜集相关资料，正确认识我国烟、酒业对国民经济发展和人类健康的利弊，并提出自己的见解。

第二节 疾 病

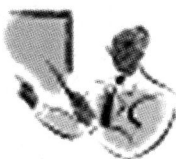

小资料：

林某，男，58岁，单位体检时血压158/90 mmHg，后来三次到医院复查血压均在158/90mmHg，甚至更高，医生诊断为高血压病，并建议长期服药治疗。可林某认为自己没有任何不适，只是血压高一点，又怕长期服药有副作用，拒绝服用降压药。5年后，林某在大便时引起高血压脑出血，导致偏瘫。

想一想 没有不适症状就不是疾病吗？林某对待疾病的态度正确吗？

一、基本概念

（一）疾病

1. 定义

随着时间、社会、文化的变化以及新的科学知识的发现，"疾病"的含义一直在不断地改变。历史上，疾病指的是一系列的症状。随着临床知识的不断增加，医生们开始对疾病进行分类，同时也考虑到了致病因素。疾病的病因是非常复杂的，有时会涉及到许多基因的改变。仅有非常少数的疾病与单个基因的突变有关。

由于社会、心理、生物、遗传等因素导致机体机能、代谢、形态结构或心理的异常改变称为疾病。因此，疾病是机体在一定的条件下，受病因损害作用后，因自稳调节紊乱而发生的异常生命活动过程。

现代研究证明，在正常人体均存在着少量的细菌、病毒乃至癌细胞，但为什么有的人发病，有的人不发病呢？古人为我们作出的解释是："正气存内，邪不可干"。这向我们提示了一个重要的观点，那就是：导致疾病发生的决定条件不仅仅在于外来的致病因素，同时也取决于人体免疫防御能力是否正常。只要外来的致病因素与人体的免疫防御系统之间能保持平衡状态，我们就可以不发生疾病；但当上述平衡关系被打破时，就会导致疾病的发生。

说一说　什么是疾病？你认为对待疾病应持何态度？

2. 病因

疾病发生的原因指能够引起某一疾病并决定疾病特异性的因素，简称病因，又称致病因素。疾病的产生往往是多种原因综合作用的结果。

不同的疾病各有一定的致病因素。少数疾病的原因迄今还没有查明，例如恶性肿瘤。已知的致病因素有以下几方面。

（1）生物性因素：如病原微生物、寄生虫，以及各种昆虫损伤。

（2）理化性因素：各种机械性损伤如刺伤、挤压伤、枪弹伤，以及高温、严寒、电流、气压改变，放射性物质、高能激光等造成的损伤。强酸、强碱的损伤，以及各种化学毒物中毒。

（3）营养性因素：各类必需物质（如水、无机盐、维生素）或营养物质（如蛋白质、脂肪、糖）缺乏或过剩。如维生素D缺乏引起佝偻病。

（4）遗传性因素：如色盲和血友病等，是通过基因遗传给后代。受遗传因素影响或某些遗传基因的缺陷，在较轻的病因作用下比其他人容易患病，如糖尿病等。

（5）免疫性因素：机体免疫反应异常强烈，可引起变态反应性疾病或自身免疫性疾病如风湿性关节炎；机体免疫反应低下或缺陷时可患免疫缺陷性疾病如艾滋病。

（6）精神、心理因素：情绪和人格对多种疾病的发生显得日愈明显，如原发性高血压，消化性溃疡、神经性皮炎等。

（7）社会因素：人们的精神状态、劳动和生活条件、健康水平都对疾病的发生影响很大，如吸毒、酗酒、性变态等，与疾病的发生都有密切的关系。

说一说　引起疾病的因素有哪些？你患过病吗？患病的原因属于哪个因素？

3. 症状

症状是指病人主观感觉的异常，如头痛、头晕、恶心、呕吐、乏力、食欲不振、心悸等。相同的疾病其症状往往相似，但也可因不同的个体而有所差异；而相同的症状不一定是相同的疾病，应结合病人的体征及实验室辅助检查，做出正确的诊断。

说一说　什么是症状？小红在就医时告诉医生关节痛，这关节痛属于症状还是体征？为什么？

4. 体征

体征是指患病机体客观检查存在的异常，如肺部啰音、心脏杂音、肝脏肿大、脾脏肿大、下肢水肿、出血、骨折等。

说一说　什么是体征？医生给张某检查时发现腹部有一肿块，这腹部肿块属于症状还是体征？为什么？

（二）病程

疾病从发病到痊愈或死亡的过程称病程。疾病的表现和经过是复杂多变的，每一种疾病又各有不同的特点。以传染病为例，可分为四个过程。

1. 潜伏期

指病因作用于人体到出现最初症状前的阶段。各种疾病的潜伏期长短不同。短者仅数分钟，甚至更短，如注射青霉素引起的过敏性休克。长者可达十余年，如狂犬病。有些疾病无潜伏期如创伤骨折。在潜伏期内，如机体的防御机能克服了致病因素则疾病停止发展，否则疾病进入前驱期。

2. 前驱期

从最初症状开始出现到明显症状出现前的时间。此时机体出现一些非特异性症状，如全身不适、乏力、食欲不振、头痛、发热等，持续几小时至几天不等，容易造成误诊。此时如不能及时治疗，疾病便发展到下一期。

3. 症状明显期

指出现该疾病特征性临床表现的一段时间。此期的特殊症状和体征是诊断疾病的重要依据。

4. 转归期

指疾病的最后阶段，不同疾病有不同的结局，相同疾病可有不同结局。多数患者可完全恢复，但在某些情况下，患者可遗留某些病理状态或后遗症，甚至死亡。

说一说 病程分为哪几个过程？试举一个例子说明。

二、疾病处理的基本原则

对待疾病，应以预防为主，防治结合。大部分疾病都不需要药物治疗，其中包括感冒和流感。人体自身有防御和抵抗疾病的能力。在大多数情况下，这种自然抗病能力远比药物对人体健康所起的作用有效果。

一些严重的疾病需要药物治疗，有些疾病需要终身用药，如高血压、糖尿病等。如果一个人存在下列一种或一种以上的现象，说明他的病情已很严重，甚至有生命危险，应尽快去医院就医。①身体的任何部位大出血；②吐血；③嘴唇及指甲突然发紫；④呼吸困难，休息后也不能得到改善；⑤昏迷；⑥身体很虚弱，一站起来就晕倒；⑦一天以上不解小便；⑧一天以上不能喝进任何液体；⑨严重腹泻、呕吐，此情况持续一天以上，婴儿严重腹泻呕吐超过数小时；⑩像柏油一样的大便、呕血或呕出大便；⑪病人没有腹泻，也不想排便，但有持续性胃部剧烈疼痛，并且呕吐；⑫无论何部位持续性疼痛超过三天；⑬脖子僵硬，背驼起来，但关节不一定僵硬；⑭痉挛（抽筋），有些人同时还有发热及严重的疾病；⑮高热（39℃以上）超过四、五天不退；⑯体重持续减轻；⑰小便带血；⑱疮口久治未愈，而且越来越坏；⑲身上发现肿块，而且越来越长大；⑳怀孕期间任何类型的出血、视力减弱、面部浮肿，生产时羊水破后产程持续时间太久，产时大出血。

一旦有了前面列出的危险现象就应立即就医，而不要拖到病情恶化来不及送医院时，才想到要找医生帮助。如果把病人送到医院的搬运过程中反而会使病情更加恶化时，应想办法请医务人员上门来诊治。

说一说 什么情况下应到医院就医？

上网查阅，记下我国卫生工作的方针是什么？

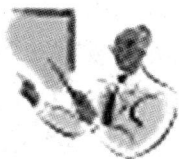

相关链接：

要学习好疾病内容，应学习《人体解剖学》、《生理学》、《微生物及寄生虫学》、《病理学》等知识。

友情提示

疾病是机体在一定的条件下，受病因损害作用后，因自稳调节紊乱而发生的异常生命活动过程。引起疾病的因素有生物性因素、理化性因素、营养性因素、遗传性因素、免疫性因素、精神和心理因素、社会因素等。症状是病人主观感觉的异常，体征是客观检查存在的异常。机体患病后如果得到及时救治，疾病好转或痊愈；如果延误病情，疾病恶化甚至死亡。

实验与实训　生活常识小测验

做一做 判断下列对待疾病的观点或做法是否正确？

（1）没有原因的疾病是不存在的。（　）

（2）对待疾病，应以治疗为主，预防为辅。（　）

（3）疾病是机体在一定的条件下，受病因损害作用后，因自稳调节紊乱而发生的异常生命活动过程。（　）

（4）从病因作用于机体到疾病最初症状前的一段时间称前驱期。（　）

（5）疾病发生最常见的原因是生物性因素。（　）

（6）小王持续性腹痛已三天，因工作太忙，自己在家随便服用去痛片。（　）

（7）病人感觉到的头痛、恶心属于体征。（　）

（8）小张在检查时发现皮肤黄，肝脏肿大是疾病的症状。（　）

（9）吐血病人应立即到医院就诊。（　）

（10）小吴在腹部触摸到一鸡蛋大小肿块，但无任何不适症状，可不用就医。（　）

试一试 病例分析

李某，12 岁，夏季一天中午，吃了隔夜绿豆粥，约 4～5 小时开始发热、畏寒、头痛、疲乏无力、左下腹疼痛，腹泻，大便每日十余次以上，为黏液脓血便，粪量少。经医生诊断为细菌性痢疾。给予抗菌药物复方新诺明及其他对症治疗，7 天痊愈。

李某从发病到痊愈经历了哪几个过程？说说依据。

第三节 常见疾病及治疗药物

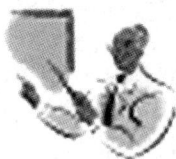

小资料：

小杨咽喉痛，发热，体温 39℃，就诊后医生诊断为咽喉炎。医生给小杨开了退热的药物阿司匹林和抗生素——罗红霉素，并嘱咐小杨在服药期间如果病情恶化或 3 天后病情没有好转，应再次到医院就医。小杨回家后按医嘱服用了阿司匹林和罗红霉素，1 小时后，体温下降至正常，后来停用阿司匹林，继续使用罗红霉素，3 天后病情好转。

想一想 正常体温是多少？引起咽喉炎的原因可能是什么？

药物在治疗疾病过程中起了什么作用？

一、发热

（一）发热的定义及病因

1. 发热的定义

发热是指人体的体温高出正常范围（口腔温度超过 37.3℃，腋下温度超过 37℃或直肠温度超过 37.6℃），昼夜间波动超过 1℃，即为发热。发热本身不是一种疾病，而是许多疾病共有的一种症状。

说一说　什么叫发热？

2. 发热病因

引起发热的病因甚多，大致分为感染性和非感染性两大类，以感染性最为多见。

（1）感染性发热：各种病原体包括细菌、病毒、支原体、立克次体、螺旋体、真菌、寄生虫等引起的发热。

（2）非感染性发热：物理性（如手术、烧伤）和化学性因素、变态反应性疾病、内分泌代谢障碍（如甲亢）、恶性肿瘤等。

说一说　发热的原因有哪几类？最常见的原因是什么？

（二）发热的临床表现

许多发热疾病具有特殊的热型：稽留热、弛张热、间歇热、不规则热。发热早期表现为体温升高，皮肤苍白、干燥、无汗，畏寒或寒战。当体温升高到一定程度时，皮肤潮红而灼热，呼吸加快加强，或有出汗，同时伴有原发疾病症状如咳嗽、疱疹、关节肿痛等。

根据发热的热型及伴发症状，可以确定发热的病因。

说一说　你有过发热吗？发热时有什么表现？

（三）药物治疗

发热是机体的保护性反应，不能见热就解。对发热患者应先弄清病因，明确诊断后针对病因进行治疗。如果高热病人应使用适当的解热药物。

常用退热药物有：阿司匹林、对乙酰氨基酚、布洛芬、柴胡等。

高热（39℃以上）或不明原因的发热应到医院就医，使用解热药物 3 天仍不退热也应到医院就医。

想一想　常用的解热药有哪些？

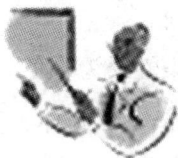

相关链接：

　　关于发热机制详情请参阅《生理学》或《医学基础》等书；关于解热镇痛药阿司匹林等的作用、不良反应、用药注意事项详情请参阅《实用药物商品知识》一书。

友情提示

　　腋下温度高于37℃即为发热。引起发热最主要因素是感染性因素如细菌和病毒。常用退热药物有解热镇痛类药如阿司匹林。

二、腹泻

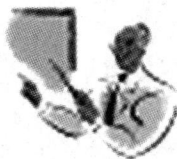

小资料：

　　小张早上在路边小摊吃了一碗凉拌米粉，中午开始有发热、腹痛、腹泻，大便每日6次，为水样或糊状，有少量黏液，无脓血。

说一说　小张患了什么系统的疾病？

　　肠蠕动加快而引起排便次数增多，粪便稀薄或有脓血、黏液相杂者，称为腹泻。如仅有排便次数增多而粪便成形者，称为假性腹泻。

（一）腹泻的病因

引起腹泻的原因很多，最常见的还是感染和营养不良。常见的原因有以下几方面。

1. 食物中毒

细菌性食物中毒如沙门菌、肉毒杆菌、变质腐败食物等；非细菌性食物中毒如毒蕈、河豚鱼及发芽马铃薯等。

2. 药物或化学毒物

如硫酸镁、砷、磷等中毒，某些药物的不良反应。

3. 急慢性肠道感染

如霍乱、急慢性细菌性痢疾、肠道病毒感染、急慢性寄生虫病等。

4. 胃、肝胆疾病

如慢性萎缩性胃炎、阻塞性黄疸、肝硬化等。

5. 肠道变态反应性疾病

如进食鱼、虾、乳类、菠萝等易致敏食物。

6. 功能性腹泻

营养不良等。

说一说　什么是腹泻？引起腹泻的原因有哪些？

（二）腹泻的类型及临床表现

1. 腹泻的类型

根据病因可将腹泻分为细菌性腹泻和非细菌性腹泻。根据起病的缓急，又将腹泻分为急性腹泻和慢性腹泻。

2. 临床表现

急性腹泻起病急，病程多在 2 个月以内；慢性腹泻起病缓慢，常有反复发作，病程常超过 2 个月。常见症状有：上腹不适、腹痛、厌食、恶心、呕吐、全身发冷、发热，腹泻，大便糊样或水样，严重者大便次数多、量少，呈黏液脓血便、里急后重。

大便稀而次数多，是腹泻的主要症状。腹泻有轻有重，可能突如其来，也可能持续许多天。腹泻多见于儿童，也较危险，特别是对于营养不良的儿童。

想一想 腹泻的主要症状是什么？

（三）问诊原则和病因分析

顾客购药时，首先应确认患者是谁？年龄？性别？职业？是否曾经腹泻或有慢性腹泻？以判断患者的健康状态。询问患者在什么地方吃饭？吃了什么食物？同进食者中是否有人也出现相同症状？大便的次数、颜色、形状？大便是否有黏液、脓血？是否有发热？

议一议 接待腹泻患者应注意询问哪些问题？

（四）药物治疗

多数情况下的腹泻无需药物治疗，应补充水分和营养物质。适当休息。

症状较轻的一般性胃肠炎腹泻，可用非处方药治疗，如吸附药：药用炭、鞣酸蛋白、蒙脱石等。

已确认为细菌性胃肠炎腹泻应使用抗菌药，如盐酸小檗碱、乳酸菌素、复合乳酸菌胶囊、口服双歧杆菌活菌制剂、双歧三联活菌胶囊、口服地衣芽孢杆菌活菌颗粒剂、口服补液盐等。

严重的腹泻、腹泻持续 4 天以上（婴幼儿严重腹泻 1 天以上）、大便伴有脓血、发热、脱水等，危险性很大，特别是少儿，应立即到医院就医。

说一说 细菌性腹泻可用哪些药物治疗？

试一试 病案分析

病案 1：张奶奶的宝贝孙子饮食后出现腹泻，每天拉稀水便六七次，还伴有呕吐。张奶奶自作主张，认为孩子越吃越拉，决定给他禁食，饿得子孩哭闹不止，腹泻症状也无减轻。

孩子腹泻即禁食，对吗？

病案2：晨晨突然出现腹泻，每天拉白色稀水便十余次，伴发烧、流涕、轻咳等感冒症状，不到36小时，眼窝内陷，人也消瘦了一圈。晨晨妈赶忙带着孩子到医院，请求值班大夫赶快给孩子打吊针，期盼早点把腹泻治好。

拉肚子打吊针好得快，对吗？

病案3：琴琴未满2岁，近两天无明显诱因开始泻肚子，每天拉黄色稀便数次，有时发低烧，不肯吃东西。到医务室就诊，医生诊断是肠炎，并给孩子口服小儿利宝（内含庆大霉素）和黄连素，结果患儿病情无好转，腹泻次数增多。

治疗腹泻一定要用消炎药吗？

病案4：甜甜才11个月，患秋季腹泻，每天拉稀水样便5~8次，每次大便量多。甜甜妈听说给孩子服糖盐开水可防止脱水，于是在温开水中加些白糖和食盐给孩子喂服，结果甜甜脱水现象反而加重，只好上医院看医生。

服糖盐开水可以防止脱水吗？

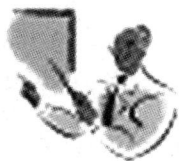

相关链接：

抗菌药物详情可参阅《实用药物商品知识》一书。

友情提示

腹泻指排便次数增多，粪便稀薄伴有脓血或黏液。引起腹泻的主要原因是感染性因素。腹泻的主要症状是大便次数多及粪便异常。对细菌性腹泻应使用抗菌药物，并补充足够的水。

三、感冒

小资料：

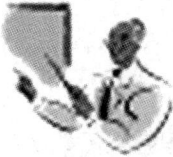

2006年居民前十位死因

　　卫生部公布2006年城乡居民主要死亡原因。统计显示，恶性肿瘤已成为农村居民首要死因。

　　据30个城市和78个农村县死亡原因统计，2006年城市居民前十位死因为：恶性肿瘤、脑血管病、心脏病、呼吸系统疾病、损伤及中毒、内分泌营养和代谢疾病、消化系统疾病、泌尿生殖系统疾病、神经系统疾病、精神障碍，前十位死因合计占死亡总数的90.4%。与2005年相比，恶性肿瘤、呼吸系统疾病、内分泌营养和代谢疾病、神经系统疾病的死亡率分别上升18.6、0.3、3.9、0.4个百分点。

　　农村居民前十位死因为：恶性肿瘤、脑血管病、呼吸系统疾病、心脏病、损伤及中毒、消化系统疾病、内分泌营养和代谢疾病、泌尿生殖系统疾病、神经系统疾病、精神障碍，前十位死因合计占死亡总数的92.3%。

　　死因调查结果显示，呼吸系统疾病（不包括肺癌）的死亡率占第3位。更应重视的是由于大气污染、吸烟、人口老龄化及其他因素，使国内外的慢性阻塞性肺病（简称慢阻肺，包括慢性支气管炎、肺气肿、肺心病）、支气管哮喘、肺癌、肺部弥散性间质纤维化，以及肺部感染等疾病的发病率、死亡率有增无减。这说明呼吸系统疾病危害人类日益严重，如未予控制，日后将更为突出，这就需要广大医务工作者及全社会的努力，做好呼吸系统疾病的防治工作。

说一说　我国居民前十位死因中，呼吸系统疾病排第几位？

　　感冒是一种最常见的呼吸道感染性疾病。也称普通感冒，不能和流行性感冒及上呼吸道感染混为一谈。

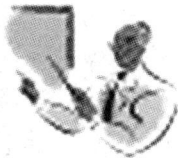

相关链接：

关于流行性感冒及上呼吸道感染，详情可参阅《医学基础》一书。

（一）病因与症状

1. 病因

（1）感冒：主要病因是病毒（90％），如鼻病毒、腺病毒、冠状病毒、疱疹病毒、埃可病毒感染。

（2）其他原因：不良生活习惯和饮食习惯、个人体质较弱、精神紧张、过度疲劳、免疫功能低下等均容易引发感冒。

说一说　引起感冒的主要原因是什么？

2. 症状

普通感冒一般不发热，个别有 37.2℃ 左右的微热，并可有一些全身症状，如身体懒倦、肩背部酸胀、肌肉酸痛、头痛、头晕、腹胀、腹痛、腹泻等；鼻腔部症状，有喷嚏、鼻塞、流清水样鼻涕；咽部症状为咽痛、咽干、咽痒或咽部烧灼感，声嘶、咳嗽、有痰。感冒的潜伏期为 1~4 日，典型症状持续 3 日左右，鼻塞症状可持续 7 日左右。

说一说　感冒常有哪些症状？

（二）问诊原则和病因分析

大多数感冒患者会选择自我药疗。患者购买药品时，应询问患者的性别、年龄、职业、起病的原因，是否测量体温？多少度？病程？有哪些症状（如全身酸痛、流涕、鼻塞、咽痛等）？有无咳嗽、咳痰？是否伴有其他疾病（如高血压、糖尿病等）？

（三）药物治疗

感冒一般经 5~7 天可以自愈。不必服抗生素。感冒期间注意保暖、多喝水、多休息、适当补充营养。为了减轻感冒症状，可服用一些抗感冒药物。

（1）感冒药：如日夜百服宁、感康、白加黑、快克、康必得等。

（2）中成药：如 VC 银翘片、银柴颗粒、板蓝根冲剂等。

（3）抗病毒药：如抗病毒口服液、利巴韦林等。

（4）祛痰止咳药：如咳必清、沐舒坦、复方甘草片等（有咳嗽和痰液患者）。

（5）退热药：如布洛芬、复方阿司匹林片、对乙酰氨基酚（扑热息痛）等（有发热患者）。

（6）抗菌药：如阿莫西林、头孢拉定等（对合并有细菌感染的感冒患者，应使用抗生素治疗）。

说一说 常用抗感冒药有哪些？举出 5 类以上药物。

友情提示 感冒是最常见的呼吸道感染性疾病。感冒最主要病因是病毒感染。感冒属于自愈性疾病，一般不须用抗生素，对合并有细菌感染的感冒患者，才用抗生素治疗。预防感冒最有效的措施是锻炼身体，增强体质。

四、贫血

小资料：

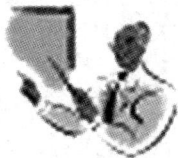

血液的组成及功能

血液属于液态结缔组织，由血细胞和血浆组成。血细胞是血液中的有形成分，分为红细胞、白细胞和血小板三类。血浆则相当于结缔组织的细胞间质部分。血液是存在于心脏和血管里的液体，呈红色，在心脏的驱动下，循环流动于心血管系统内，是沟通人体各部分及内、外环境的桥梁。血液具有运送气体、营养物质、代谢产物等运输功能，还具有免疫、止血等防御功能，并且参与机体的体液调节、体温调节和酸碱平衡调节等。这些功能都是由血液的各组成部分来完成。

红细胞内无细胞核和细胞器，胞质内充满的血红蛋白具有携带 O_2 和一部分 CO_2 的功能。成人红细胞是在骨髓内由造血干细胞制造，如骨髓的造血功能受到抑制，可导致再生障碍性贫血。造红细胞的原料是蛋白质和铁，原料缺乏时可导致营养性贫血或缺铁性贫血。促红细胞成熟因子是维生素 B_{12} 和叶酸，缺乏时可造成巨幼红细胞性贫血。红细胞的平均寿命为 120 天，衰老时，在脾、肝等处被巨噬细胞所吞噬。正常成人红细胞计数：男：$(4.0 \sim 5.5) \times 10^{12}/L$，女：$(3.5 \sim 5.0) \times 10^{12}/L$；血红蛋白：男：$120 \sim 160g/L$，女：$110 \sim 150g/L$。

白细胞的中性粒细胞具有杀菌作用，在急性化脓性、细菌性炎症时，数量增多。嗜酸粒细胞具有抗过敏和抗寄生虫作用。嗜碱粒细胞颗粒中的肝素具有抗凝血作用，淋巴细胞参与免疫调节。正常成人白细胞计数：$(4.0 \sim 10) \times 10^9/L$。

血小板能保持血管内皮完整性，并在止血和凝血过程中起重要作用。正常成人血小板计数：$(100 \sim 300) \times 10^9/L$。

想一想 血液由什么组成？血细胞有哪几类？各有何功能？

（一）贫血的病因和症状体征

1. 贫血的定义

外周血液单位容积内的红细胞数、血红蛋白量和（或）血细胞比容低于同年龄同性别正常人的最低值即为贫血。

临床把 6 个月至 6 岁小儿的血红蛋白低于 110g/L，7 至 14 岁少年血红蛋白低于 120 g/L、成年男性血红蛋白低于 120 g/L、成年女性血红蛋白低于 110 g/L 者诊断为贫血。

说一说 什么是贫血？

2. 贫血的类型和原因

贫血是多种原因或疾病引起的一系列症状，而不是一种疾病的名称。根据贫血原因的不同，可将贫血分为三类。

（1）缺铁性贫血：是临床上最常见的一类贫血。由于铁供应缺乏而不能满足机体造血用铁量的需要所致，表现为血红蛋白量下降，但红细胞数正常而体积较小，故红细胞呈小细胞低色素性，因此又称小细胞低色素性贫血。补充铁剂是有效的治疗措施。导致缺铁的原因常见于：①铁的吸收障碍。如慢性胃炎、萎缩性胃炎、胃癌、慢性腹泻、胃酸缺乏、胃肠功能紊乱等均可影响铁的吸收而致缺乏；感染、肝肾疾病等也可抑制机体对铁储备的利用。②铁丢失过多。如慢性腹泻，月经过多或经期过长、钩虫病、消化道慢性失血、痔疮出血、溃疡病等，丢失大量的铁，而每日摄入的铁又不足以补偿其损失。③摄入不足。如儿童在生长发育期，妇女在妊娠或哺乳期对铁的需要量增加以及饮食结构不合理，均可造成铁的缺乏。

（2）巨幼红细胞性贫血：是由于叶酸或维生素 B_{12} 缺乏引起的一类贫血，其特点是骨髓内出现巨幼红细胞，呈大红细胞性贫血。除恶性贫血（国内罕见）外，均属营养不良性贫血范畴。治疗上应补充叶酸和维生素 B_{12} 为主。

（3）再生障碍性贫血：主要是由于骨髓造血功能减退或衰竭，导致血液中全血细胞减少，临床上多采用雄激素、同化激素及氯化钴等刺激骨髓造血功能的药物进行治疗。

想一想　贫血分为哪几类？缺铁的原因有哪些？

3. 贫血的症状与体征

贫血病人的临床症状与体征一部分因贫血本身引起，一部分与引起贫血的原发病的病因有关，其临床表现并不一致。不论何种原因引起的贫血，实质是血液携带氧的能力减低，其表现决定于各器官组织的缺氧程度和对缺氧的代偿功能和适应程度。常见症状如下。

（1）面色萎黄或苍白，头晕、头痛、乏力、易倦、心悸、活动后气短、眼花、耳鸣、食欲减退和腹胀等；通常无溶血；动则气短、心悸，甚至胸闷、水肿及昏厥等。

（2）口角炎与舌炎，皮肤干燥、角化和萎缩，毛发易折与脱落，指甲不光整、扁平甲、反甲、灰甲等。

（3）神经系统方面症状：个别患者表现神经痛（以头痛为主），感觉异常；有的患者有精神、行为方面的异常，例如：注意力不集中，情绪易波动（烦躁、易怒或淡漠）、精神迟滞和异食癖（如喜欢吃泥土、指甲、树叶等，是缺铁的特殊症状）等。

（4）脾肿大。

（5）女性可有月经失调。

说一说　贫血有哪些症状和体征？

（二）问诊原则及病因分析

如购药者来到药店，主动要求购买抗贫血药铁剂，营业员首先应了解患者是谁？年龄？职业？然后进一步查询：

（1）您为什么购买铁剂？是医生建议的吗？（如为医生建议，说明已经由医院检查确诊了。）

（2）经医生检查，是否为您找出了贫血的原因？（找出病因，方可在服用铁剂的同时治疗病因。）

（3）您的脸色苍白、唇及指甲颜色淡，说明您患贫血时间较长了，为什么没有治疗？（可能病因及缺铁均未治疗。）

（4）您已经服用过铁剂吗？是哪一种铁剂？用的剂量是多少？（可能有些铁剂吸收不好，或用量不足。）

试一试　对到药店购买抗贫血药的顾客应注意询问哪些问题？

（三）药物治疗

贫血患者除注意加强营养外，应去医院检查，找出贫血原因并对症治疗，在医生的建议下，可用下列一些药物治疗。

1. 口服补铁剂

硫酸亚铁、富马酸亚铁、葡萄糖酸亚铁、铁维隆、维喜铁、右旋糖酐铁、亚叶酸钙、腺苷钴铵等；口服铁剂时，可与促进铁吸收的药物如维生素 C、果糖、半胱氨酸等合用；而胃酸缺乏，含高钙、磷及鞣酸的食物，四环素等妨碍铁的吸收，应注意避免。

2. 维生素

维生素 B_{12}、维生素 C、维生素 B_6、金施尔康等。

3. 其他补血药

红桃 K、复方阿胶浆、补气和血胶囊等。

想一想　　缺铁性贫血应用什么药物治疗？补充铁剂时应注意哪些问题？

试一试　　医生给一患缺铁性贫血合并有消化性溃疡病人开了下列处方，请分析是否合理？为什么？

处方

（1）硫酸亚铁片　　0.3×21

Sig. 0.3 t. i. d. p. c.

（2）氢氧化铝片　　0.3×42

Sig. 0.6 t. i. d.

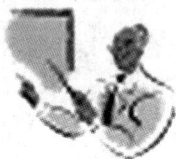

相关链接：

铁剂的作用及不良反应详情请参阅《实用药物商品知识》一书。

友情提示　　贫血指单位容积内的红细胞数和血红蛋白量低于正常值。以缺铁性贫血最为常见，缺铁的原因有铁的吸收障碍、丢失过多或摄入不足和需要量增加。有贫血症状时最好到医院做血常规检查以确诊。硫酸亚铁是治疗缺铁性贫血最常用的药物。售药时应提醒顾客在服用铁剂时避免与妨碍铁剂吸收的食物或药物合用。

五、肺结核

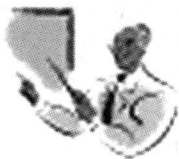

小资料：

　　根据世界卫生组织报告，目前全球感染结核杆菌的人达20亿，约占总人口的1/3，现有活动性肺结核病人约2000万。我国结核病疫情资料显示，感染结核杆菌的人约5.5亿，约占总人口的1/2，感染状况明显高于全球状况，现有活动性肺结核病人约450万，占了全球总数的近1/4，结核病疫情相当严重。

做一做　请同学们利用课余时间上网查阅有关我国结核病的现状。

（一）病因与感染途径

1. 病因

　　结核病是由结核杆菌感染引起的一种具有较高传染性的慢性消耗性传染病，它不受年龄、性别、种族、职业、地区的影响，人体的许多器官、系统均可患结核病，其中以肺结核最为常见。

2. 感染途径

　　结核杆菌主要通过呼吸道传播，传染源主要是肺结核病人的痰液，少数是经消化道传播。

　　结核杆菌侵入人体后是否发病，不仅取决于细菌的数量和毒力，更主要取决于人体对结核杆菌的抵抗力。在机体抵抗力低下的情况下，入侵的结核杆菌未能被机体防御系统消灭从而不断繁殖，最终引起结核病。

说一说　肺结核是感染什么细菌引起的疾病？主要通过什么途径传播？如何防止传播？

（二）肺结核的分型及临床表现

1. 肺结核分为五型

原发型肺结核（Ⅰ型）、血行播散型肺结核（Ⅱ型）、浸润型肺结核（Ⅲ型）、慢性纤维空洞型（Ⅳ型）、结核性胸膜炎（Ⅴ型）（图2-2）。

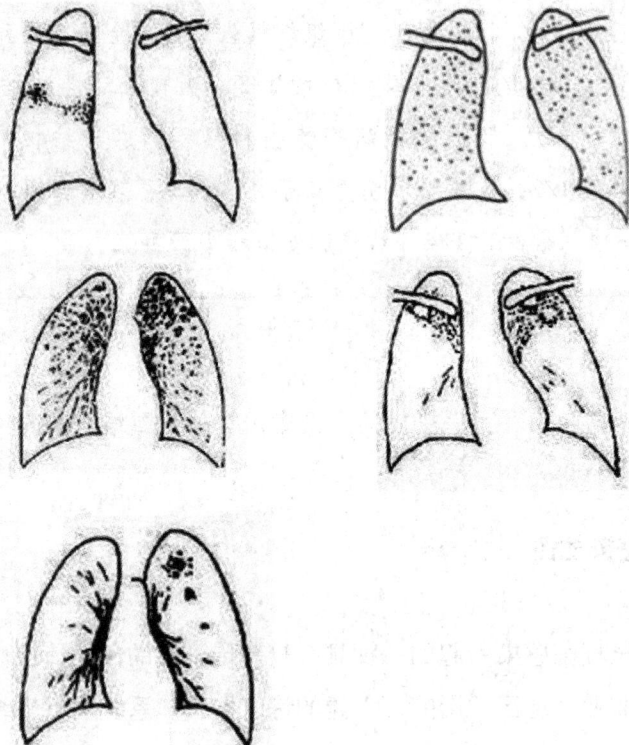

图2-2　各型肺结核

说一说　结核病分为哪几型？

2. 肺结核的临床表现

肺结核一般起病缓慢，病程较长；有的患者有结核病接触史。常见症状如下。

（1）全身症状：如低热、疲倦乏力、精神萎靡、食欲减退、体重减轻、心跳加快（与体温一致）、月经失调、消瘦、盗汗等。

（2）呼吸系统症状：如咳嗽、咳痰、胸痛、呼吸困难，偶有咳血等。

（3）X线检查能发现肺结核早期病变，并能判断病变的性质、范围和部位。

（4）痰液检查可找到结核杆菌，是确诊肺结核的主要依据。

说一说　判断是否患结核病的依据有哪些？确诊肺结核的主要依据是什么？

（三）药物治疗

1. 药物治疗

药物治疗是控制结核病的主要措施。治疗原则：早期、联合、适量、规律、全程用药。

（1）抗结核药有异烟肼、链霉素、利福平、吡嗪酰胺、乙胺丁醇等；一般需 2~3 种联合应用。

（2）保肝护肝药：肝泰乐、肝乐、肌苷等；用于减少抗结核药引起的副作用。

（3）其他：维生素 B_6、氨基酸等；用于减少抗结核药引起的副作用，增强体质，加快症状缓解。

2. 预防

控制结核病，预防胜于治疗。

（1）控制传染源：早期发现病人，及时合理治疗。

（2）切断传播途径：不随地吐痰，讲究卫生多消毒。

（3）保护易感人群：做好儿童免疫（接种卡介苗），注意营养和睡眠。

试一试　同学张某，女，16 岁。主诉全身不适，倦怠、乏力、烦躁、面颊潮红、盗汗、食欲减退、体重减轻、午后潮热、咳嗽、有少量痰液，月经不调。

张某可能得了什么病？理由是什么？应该进一步做什么检查以确诊？如果确诊患了肺结核，应用什么药物治疗？张某在日常生活中应如何防止传播疾病？谈谈你对随地吐痰的看法。

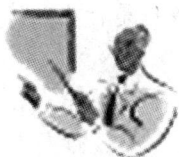

相关链接：

结核病发病机制及各型特点和表现详情可参阅《疾病概要》一书。抗结核病药的作用、不良反应详情参阅《实用药物商品知识》或《药理学》等书。

友情提示 肺结核是由于感染结核杆菌引起的慢性消耗性传染病，主要通过呼吸道传播。X线检查能发现肺结核早期病变，并能判断病变的性质、范围和部位。痰液检查找到结核杆菌，是确诊肺结核的主要依据。治疗肺结核原则是早期、联合、适量、规律、全程用药。常用一线抗结核病药有异烟肼、链霉素、利福平、吡嗪酰胺、乙胺丁醇。预防肺结核主要是接种卡介苗。

六、乙型肝炎

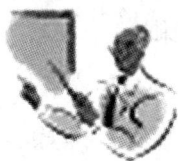

小资料：

浙江嘉兴市发生一起凶杀案。凶手是浙江某大学应届毕业生周某，而他杀人的原因很简单：他是乙肝"小三阳"患者，当负责录用的招考干部告诉他，按照有关规定"小三阳"不能录用时，周某不理解，并感到不公平，进而极度愤怒，一怒之下举刀向两位干部刺去，造成一死一伤的流血事件。

目前，我国约有1.2亿人口感染了乙肝病毒并携带着这些病毒，但不发病，没有症状，肝功能也正常，这些人如同健康人一样和大家生活、学习、工作在一起。这些人叫乙肝携带者。但社会上大多数人对感染乙肝病毒患者，在升学、工作时持歧视态度。

想一想 乙肝病人真的这么令人恐惧吗? 乙肝能治愈吗? 应该如何预防?

(一)病因及感染途径

病毒性肝炎是由多种肝炎病毒引起的传染病,肝炎病毒包括甲型(HAV)、乙型(HBV)、丙型(HCV)、丁型(HDV)和戊型(HEV)五种肝炎病毒。在我国以甲型肝炎和乙型肝炎最多见,特别是乙型肝炎。

1. 乙型肝炎的病因

乙型肝炎的病因主要是感染了乙型肝炎病毒。乙型肝炎病毒感染人体后,可激发机体产生对乙型肝炎病毒的各种细胞免疫反应和体液免疫反应,并激发自身免疫反应引起免疫调节功能紊乱,引起肝细胞的损伤,造成不同类型的病理变化及临床转归。

2. 乙型肝炎的感染途径

乙型肝炎的传染源主要是急慢性患者和病毒携带者。乙肝病毒有垂直与水平传播两种方式。垂直传播指母亲在婴儿出生时及出生后的一段时间传给孩子;水平传播指乙肝病毒在家庭、学校、工厂等人群中,成人和孩子间通过注射途径或密切接触而相互传播。乙肝病毒也可以通过性接触传播。大约有1/3的乙肝病例不能确定感染来源。

说一说 乙型肝炎的病因是什么? 主要通过什么途径传播?
如何防止传播? 你是怎么做的?

(二)临床表现

乙型肝炎病毒携带者可无任何临床表现。主要症状如下。

(1)全身症状:如食欲下降、乏力、低烧、肌肉或关节痛、恶心、呕吐、腹痛、腹胀、厌油腻、黄疸及肝区疼痛等。

(2)化验室检查:HBsAg(+),有些患者可出现"大三阳"和"小三阳"。

"大三阳"是指:HBsAg(+)、抗HBc(+)、HBeAg(+);

"小三阳"是指:HBsAg(+)、抗HBc(+)、抗HBe(+);

试一试 小军入学体检肝功能检查结果如下:HBsAg(+)、抗HBc(+)、HBeAg(+)。请你给小军的检查结果下结论,并给他一个好的建议。

（三）药物治疗

对于乙型肝炎，目前尚无特效疗法，治疗原则应以休息、营养为主，辅以护肝药物，避免烟酒、过劳和使用损害肝脏的药物。并定期到医院检查肝功能。

西药：联苯双酯滴丸、肝必复胶囊、肝达康薄膜片、肝宁片、肝泰乐、肝益宁、齐墩果酸片、西利宾胺片等。

中成药：护肝片、舒肝丸、东宝肝泰片、鸡骨草肝炎冲剂（胶囊、丸）、龙胆泻肝口服液、乙肝宁冲剂等。

预防：注射乙肝疫苗。

议一议

（1）你是如何对待你身边的乙肝病毒携带者？

（2）你是否已注射乙肝疫苗？

（3）如果你不幸感染乙肝病毒，你应该怎么做？

（4）一个体医生给一乙肝患者保证，服了他的药物，3个月可以治愈。你认为可以吗？说说你的理由。

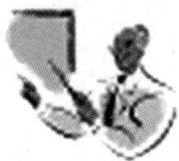

相关链接：

对乙型肝炎发病机制、大小三阳的临床意义详情请参阅《疾病概要》一书。

友情提示

乙型肝炎是由于感染乙型肝炎病毒引起的传染病。传播的途径主要是血源传播和密切接触传播。HBsAg（＋）是诊断乙型肝炎的主要依据。目前尚无特效药物治疗。对未感染乙型肝炎病毒的人群可注射乙肝疫苗进行预防。

《中华人民共和国药品管理法》规定，药品生产企业、药品经营企业和医疗机构直接接触药品的工作人员，必须每年进行健康检查。患有传染性疾病或者其他可能污染药品的疾病的，不得从事直接接触药品的工作。

实验与实训　疾病与治疗常识

做一做

1. 病例分析 A

同学小黄，今年 18 岁，平时容易疲劳，爱睡觉，面色苍白。李老师建议她去医院做血常规检查。结果如下：血红蛋白：80g/L，红细胞计数：3.8×10^{12}/L，红细胞体积小。请问：

（1）根据小黄的症状和实验室检查，请给小黄做出适当的诊断。

（2）同学小黄为什么会发生贫血？

（3）用什么药物治疗？

（4）药店药师在售药给小黄时，应嘱咐小黄注意哪些问题？

2. 病例分析 B

小珊的侄儿缺钙，正在服用乐力钙，后又发现患有缺铁性贫血。小珊的哥哥又购买了葡萄糖酸亚铁，同时给其侄儿服用。请问：

（1）这两药同时服用合理吗？说说理由。

（2）你们能给小珊的哥哥更好的建议吗？

3. 调查研究

（1）目的：了解一些常用药物的临床使用情况，培养学生与人交流、合作的能力。

（2）指导

①学生每组 6~8 人，选出组长。

②调查题目：a. 自定。b. 也可用下列题目：抗溃疡病药、抗高血压病药、抗感冒中成药、补血药、降血糖药、钙剂、抗心绞痛药、抗结核病药、抗生素类药、维生素类药。

③调查对象和方法：a. 询问本市各大药店、医院药房、医药公司。b. 查阅有关书本、杂志。c. 浏览一些医药网站。

④记录调查结果。

⑤根据所学知识，对调查结果进行分析归纳，写出调查结论，为临床用药提供理论依据。

⑥写出调查报告。

附：调查报告的书写格式

项目

1. 调查题目

2. 调查者地址（班别）、姓名

3. 调查目的

4. 调查对象

5. 调查时间、方法或途径

6. 调查结果

7. 结果分析

8. 调查报告日期

试一试

4. 制作小药箱

请根据宿舍成员的健康情况，动手制作一个宿舍小药箱。大家共同商量确定宿舍小药箱应常备药品的名称及其作用。常备这些药品的理由，并与其他宿舍之间进行交流。

（覃小间）

第三章　职业与行业

第一节　药事组织与药事活动

一、基本概念

（一）药事与药事管理

1. 药事

药事系药学事业的简称。药事包括药物研究、药品生产、药品经营、药品检验、药品价格、药品广告、药品使用、药品管理、药学教育等活动内容。现代"药事"一词的概念是泛指一切与药有关的事项。

2. 药事管理

药事管理是指对药学事业的综合管理。药事管理有宏观与微观之分，宏观的药事管理是指国家对药品及药事的监督管理；微观的药事管理系指药事各机构内部的管理。

（二）药事组织与药事活动

1. 组织

指有意识形成的职务结构或岗位结构，包括两个方面的含义：一是指组织结构；二是指建立组织结构的过程，即组织工作。

组织职能产生于人类对协作的需要。组织工作是：将实现目标所必须进行的业务加以分类，将监督每类活动所必需的职权授予各部门的主管人员，以及规定这一单位结构中上下左右的相互配合关系。如创办一个企业，需要建立一定的部门，并将企业内部的业务内容以职责形式分解到各个部门，规定各部门的相互关系以保证各项业务的顺利进行。

组织形态的分类由于标准不同，分类方法各异。我国习惯于将组织分三大类型：企业性组织，如药厂、药品批发企业、药品零售企业等；事业性组织，如药品研究机构、学校；国家行政机关，如卫生行政机构、药品监督管理机构等。结构中各种职能、职权关系，构成了各类型的组织机构。人们常用图表的形式来表明组织内职能、职权关系，称为组织图或组织树。

说一说

（1）同学们身置于何组织中？

（2）以你所熟悉的组织结构为例，画一个组织图。

2. 药事组织

药事组织是一个复杂的概念，人们往往把药事组织机构、体系、体制都称为药事组织。一般来说，药事组织包含了广义和狭义的含义。狭义的药事组织是指：为了实现药学社会任务所提出的目标，经由人为的分工形成的各种形式的组织机构的总称。广义的药事组织是指：以实现药学社会任务为共同目标的人们的集合体；是药学人员相互影响的社会心理系统；是运用药学知识和技术的技术系统；是人们以特定形式的结构关系共同工作的系统。这个系统运动的产出是合格药品、药学服务、药学知识和药学人才，这些产物为医疗卫生系统所利用。因此，药事组织系统是医药卫生大系统中的一个子系统，同时药事组织系统中因具体目标不同而分为若干相互联系和协作的子系统，如药品研制、药品生产、药品经营、药品使用、药学教育、药品管理等。这些药事组织分别从事有关药品的研究、生产、流通、使用或培养药学人才及对各项工作进行监督管理的活动，统称为药事活动。

由于药事组织系统中生产经营子系统的活动与社会经济系统紧密相关，因此药事组织系统具有经济系统的属性。

药事组织系统也可以称为药事组织体系。

3. 药事组织的类型

在现实社会里，药事组织主要有以下几种基本类型：①药品生产组织，其主要功能是生产药品；②药品经营组织，其主要功能是经销药品；③医疗机构药房组织，主要功能是通过给病人采购药品、调配处方、制备制剂、提供用药咨询等活动，以保证合理用药；④药学教育组织，其功能主要是为维持和发展药学事业，培养药师及各级药学专业人才；⑤药品管理行政组织，是政府机构中管理药品和药学企事业组织的行政机构，其功能是代表国家对药品和药学企事业组织进行监督控制，以保证国家意志的贯彻执行；⑥药事社团组织的功能主要是对行业、职业进行管理。

（三）药事管理学

1. 定义

药事管理的核心是管理药事活动。药事活动是药学活动的一部分，其活动的主体由药事活动监管机构、药事组织或单位及药事活动中的个体三方组成。因此，药事管理学是研究管理药事活动中各主体本身的活动，及主体内部和主体之间关系总量的基本规律及一般方法的科学。

2. 研究特征

药事管理学研究的目的是以最大限度地提高社会效益和经济效益为最终目标，通过药事管理活动保证药品质量，促进合理使用药品，保障人民用药安全有效，提高人民健康水平，从而促进药学事业的可持续发展。

3. 研究内容

药事管理学的研究内容可分为宏观和微观两个方面的药事管理。宏观药事管理是由药事活动监管机构对药事组织或单位、患者、医师和药师所从事的药事活动进行规范和监督管理活动，包括药品监督管理活动、政策和法规制定等。微观药事管理是药事活动主体内部的管理活动，和药事活动主体之间非监管关系的协调与管理。如药事组织或单位的内部管理，药事组织或单位与患者、医师和药师的关系等。

（四）药事管理体制

药事管理体制是指一定社会制度下药事工作的组织方式、管理制度和管理方法，是国家的权力机关关于药事组织机构设置、职能配置及运行机制等方面的制度。包括药品监督管理体制和药品行业管理体制。

1. 药品监督管理体制

指药品监督管理机构的设置、职能及运行机制等方面的制度。与其他大多数国家一样，我国也采用职能性药品监督管理组织机构模式，即在上层管理者（如我国的国务院）下面设置职能部门和人员，把相应的管理职责和权力交给这些职能部门，各职能部门在自己业务范围内向下级下达命令和指示，直接指挥下属。

2. 药品行业管理体制

指药品行业管理机构的设置、职能及运行机制等方面的制度。药品行业管理体制在许多国家已被行业协会性质的组织所代替。目前我国药品行业管理机构依然存在，但部分地区已经开始成立行业协会对药品行业进行管理。

二、机构设置

（一）我国现行的药事监督管理机构

1. 药品监督管理行政机构

（1）国家食品药品监督管理局（SFDA）：根据十一届全国人大一次会议审议并通过

47

的国务院机构改革方案，国家食品药品监督管理局改由卫生部管理，以理顺食品药品监管体制。

食品药品直接关系人民群众的身体健康和生命安全，为进一步落实食品安全综合监督责任，理顺医疗管理和药品管理的关系，强化食品药品安全监管，这次改革，明确由卫生部承担食品安全综合协调、组织查处食品安全重大事故的责任，同时将国家食品药品监督管理局改由卫生部管理，并相应对食品安全监管队伍进行整合。调整食品药品管理职能，卫生部负责组织制定食品安全标准、药品法典，建立国家基本药物制度；国家食品药品监督管理局负责食品卫生许可，监管餐饮业、食堂等消费环节食品安全，监管药品的科研、生产、流通、使用和药品安全等。

国家食品药品监督管理局设有 13 个职能司（室）和 16 个直属事业单位。其主要职能是负责食品卫生许可，监管餐饮业、食堂等消费环节食品安全，监管药品的科研、生产、流通、使用和药品安全等。负责对药品（包括中药材、中药饮片、中成药、化学原料药及其制剂、抗生素、生化药品、生物制品、诊断药品、放射性药品、麻醉药品、毒性药品、精神药品、医疗器械、卫生材料、医药包装材料等）的研制、生产、流通、使用进行行政监督和技术监督；负责食品、保健品、化妆品安全管理的综合监督、组织协调和依法组织开展对重大事故的查处；负责保健品的审批；负责医疗器械的产品注册和监督管理；注册药品，拟订、修订和颁布国家药品标准；负责药品再评价、淘汰药品的审核和制定国家基本药物目录的工作。

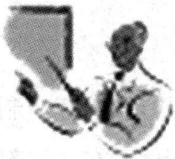

相关链接：

SFDA 网站（www.sfda.gov.cn），通过 SFDA 网站可以查阅法规文件、公告通告、数据查询等。

做一做　　请查阅《药品管理法》、药品 GMP 认证公告、GSP 认证公告等。

（2）省、自治区、直辖市食品药品监督管理局：省级药品监督管理部门是省级人民政府的工作部门，负责本行政区域内的药品监督管理工作，并对省级以下药品监督管理机构实行垂直管理。主要职能有：负责新药、仿制药品、中药保护品种、淘汰药品、药用包装材料和保健品的审核；负责医疗机构制剂品种的审批；组织实施处方药与非处方药分类管理制度；审查出口药品；负责药品的再评价、不良反应监测；审批药品广告；负责监督实施药品的研制、生产、流通、使用及医疗机构制剂生产等质量管理规范，依法组织对药品生产、经营企业质量管理规范的认证；监督实施医疗器械生产质量管理规范；核发药品、医疗器械生产、经营许可证和医疗机构制剂许可证。

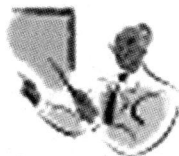

相关链接：

各省、自治区、直辖市食品药品监督管理局网站可查询OTC品种、药品经营许可证、器械经营许可证、药品生产许可证、医疗机构制剂品种、医疗器械注册品种、药品招标代理机构、执业药师注册信息、医疗器械注销品种、药品GMP证书变更、一类药包材生产企业、医疗机构制剂许可证、药品经营许可证（批发）、二三类药包材生产企业、药品经营企业GSP认证、互联网药品信息服务网站、医疗器械生产企业许可证、药品生产企业药品品种信息、药品生产企业GMP认证信息等内容。

做一做 在老师的指导下，选择一个内容，到你所在省食品药品监督管理局网站上进行查阅。

（3）地区、市食品药品监督管理局：地区、市食品药品监督管理局为省、自治区、直辖市食品药品监督管理局的直属机构。主要职能有：对辖区内药品和特殊管理的药品进行监督检查；核准、发给药品零售业务企业的《药品经营许可证》。

（4）县、县级市药品监督管理局：为上一级食品药品监督管理部门的派出机构。

2. 药品监督管理技术机构

（1）**药品检验机构：**药品检验机构为同级药品监督管理机构的直属事业单位，承担依法实施药品审批和药品质量监督检查所需的药品检验工作。国家食品药品监督管理局设置中国药品生物制品检定所。

省、自治区、直辖市食品药品监督管理局设置药品检验所，负责本辖区的药品生产、经营、使用单位的药品检验和技术仲裁；承担药品质量的认证工作。市药品检验机构根据需要设置。对行使进口药品检验职能的药品检验机构，加挂口岸药品检验所的牌子。此外，省级以上药品监督管理部门可以根据需要，确定符合药品检验条件的检验机构，承担药品检验工作。

（2）国家食品药品监督管理局直属技术机构：中国药品生物制品检定所、国家药典委员会、国家中药品种保护审评委员会、药品审评中心、药品评价中心、药品认证管理中心、执业药师资格认证中心、医疗器械产品审查注册中心、药品信息中心、培训中心、中国医药国际交流中心。

3. 其他与药品管理相关的行政机构

（1）卫生行政部门：负责审批与吊销医疗机构执业证书，负责医疗机构麻醉药品和精神药品的管理，负责医疗机构中与实施药品不良反应报告制度有关的管理工作；负责组织制定食品安全标准、药品法典，建立国家基本药物制度。

卫生部网站：www.moh.gov.cn。

（2）中医药管理部门：负责组织中药及民族药的发掘、整理、总结和提高，负责中药和民族医药的技术标准的制定、修订工作。

国家中医药管理局网站：www.satcm.gov.cn。

（3）国家发展与改革委员会：负责药品行业的规划布局及药品价格宏观管理。依法制定和调整药品政府定价目录，并对纳入政府定价的药品进行定价和调整；管理国家药品储备。

国家发展与改革委员会网站：www.sdpc.gov.cn。

（4）人力资源和社会保障部：负责组织拟定基本医疗保险、生育医疗的药品、诊疗和医疗服务设施的范围及支付标准；组织拟定定点医院、定点药店的管理办法及费用结算办法。

人力资源和社会保障部网站：www.mohrss.gov.cn。

（5）工商行政管理部门：负责药品生产、经营企业的工商登记、注册以及监督管理；药品广告监督管理与处罚；药品流通中各种不正当竞争、损害消费者利益以及药品购销中收受回扣的处罚。

国家工商行政管理总局网站：www.saic.gov.cn。

（二）药品生产企业、经营企业、医疗和药学教育机构

1. 药品生产企业

指生产药品的专营或者兼营企业。药品生产企业是应用现代科学技术，自主地进行药品的生产经营活动，实行独立核算，自负盈亏，具有法人资格的基本经济组织，是工业企业。习惯称为药厂。

药品生产是将原料加工制备成能供医疗用药品的过程。分原料药生产阶段和将原料制成一定剂型（供临床使用的制剂）的制剂生产阶段。

药品生产企业内部机构的基本设置如图3-1。

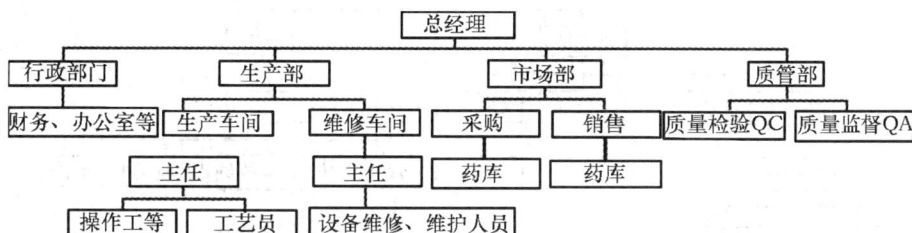

图3-1 药品生产企业内部机构设置

药品的特殊性决定了药品生产企业管理的特殊性，从而使药品生产企业管理成为受法律法规约束较多的领域。根据药品自身的特点，药品生产企业还可以作如下分类：按药品类型可划分为以生产化学原料药及其制剂为主的西药厂、中成药厂、中药饮片厂、生化药厂、抗生素厂及新发展起来的基因工种产品为主的生物技术制药公司；按药品分类管理可划分为处方药生产企业、非处方药生产企业和综合性药品生产企业；按药品是否是特殊管理药品又可分为特殊管理药品定点生产企业和一般药品生产企业。

药品生产企业还可以按生产规模分为大、中、小型药品生产企业；或按生产资料所有制形式分为全民所有制企业、集体所有制企业和私营企业、合营企业及三资企业等。

2. 药品经营企业

药品经营企业是指经营药品的专营企业或者兼营企业。药品经营企业具有一般商业企业的所有特征，主要体现在自主经营、自负盈亏，依法独立享有民事权利，并承担民事责任的从事经营活动的法人组织。药品经营企业具有经济性、营利性、独立性和开放性等经营企业的基本性质，可以按照一般商业企业的分类标准进行分类。如按生产资料所有制形式分为全民所有制企业、集体所有制企业、私营企业、合营企业及三资企业等。亦可按经营规模分大、中、小型企业；按经营方式分批发、零售、零售连锁或综合性经营企业。药品批发企业国内习惯称为医药公司或中药材公司，药品零售企业习惯称为零售药房（药店）或社会药房。药品的特殊性决定了药品经营企业管理的特殊性，药品经营企业是受法律法规约束较多的领域。《药品管理法》中只确认了两种药品经营方式，即批发和零售。根据药品自身特点，药品经营企业还可以分类为经营西药的医药公司和经营中药材、中成药的中药材公司。但药品零售企业大多情况下会同时经营中药饮片、中成药及西药。根据药品管理不同，药品经营企业还可以分类为处方药经营企业、非处方药经营企业、综合性经营企业，特殊药品经营企业和一般药品经营企业等。

药品经营企业的内部机构设置如图 3-2 所示。

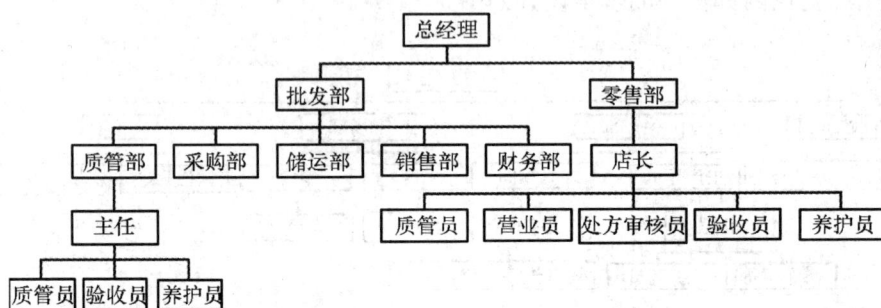

图 3-2 药品经营企业内部机构设置

3. 医疗机构

指以救死扶伤，防病治病，保护人们健康为宗旨，从事诊断、治疗活动的社会组织，主要包括各类医院、妇幼保健院、乡镇卫生院、门诊部、疗养院、诊所、村卫生室、急救中心和其他诊疗机构。药剂科是医疗机构中从事诊断治疗疾病所用药品的供应、调剂、配制制剂、提供临床药学服务、监督检查药品质量等工作的部门。其内部机构设置如图 3-3 所示。

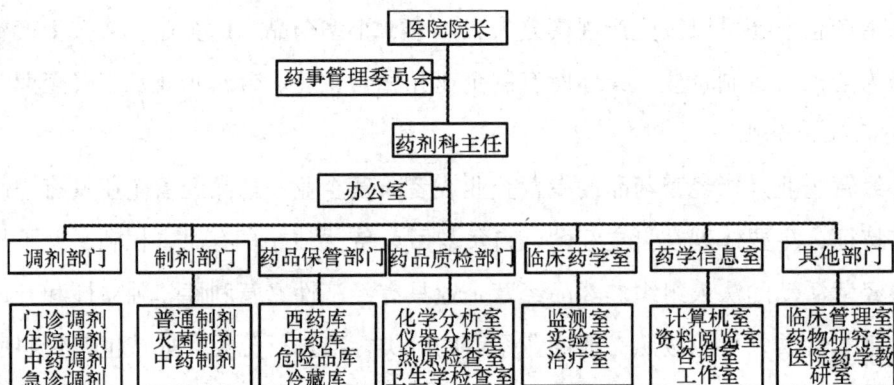

图 3-3 医疗机构内部的药事组织

4. 药学教育机构

指种类设置有药学类专业的高等院校及中等职业学校。

实验与实训 药事组织机构与职责

1. 目的
了解药品监督管理机构内部组织和职责

2. 过程与方法

通过互联网或文献查阅国家食品药品监督管理局内部机构设置及各组织机构的职责。

（1）联网查阅法：进入电子阅览室→开机→登录互联网→输入关键词（SFDA）→登录 SFDA 网站→查阅相关内容→记录查阅结果。

（2）文献查阅法：进入图书馆→检索药事管理文献→记录查阅结果。

3. 注意事项

查阅资料的关键是掌握关键词。关键词是一种未经规范化的自然语言，是能够提示文献内容特征的具有实质性意义的词。一般的图书馆都建立有关键词检索系统，以方便读者查找同一研究内容的文献资料。例如以"药事管理"为关键词，在检索系统中进行检索，我们可以得到很多有关药事管理的文献资料，通过浏览比较，很快就能找到需要的文献。关键词的提炼技巧有时会影响检索结果的准确性。关键词越准确，检索范围越小，检索结果也越准确。如需要查阅药监局的机构设置，以"药事管理"为关键词进行检索就不如以"药品监督管理局"或"SFDA"为关键词准确。

关键词的提炼技巧需要在学习和工作中自己体会的积累经验。在互联网上，我们可以尝试用不同的关键词通过不同的途径检索同一主题的内容。这种尝试有助于提高关键词的提炼能力。

4. 根据查阅结果回答下列问题

（1）如果想开办一个零售药店，但不知道需要办什么手续，应向什么部门咨询？

（2）药检所的工作职责是什么？

（3）国家食品药品监督管理局的主要职责是什么？

第二节 职业岗位与从业人员

一、药师

（一）药师的概念与分类

1. 药师的概念

从国际范围药师的历史和现状来看，药师属于一类职业。由于不同的国家对药师所承担的社会责任要求不同，药师的概念也有所不同。例如：美国《药房法》中药师的定义是："药师系指州药房理事会正式发给执照并准予从事药房工作的个人"；我国《执业药师注册管理办法》中规定："执业药师是指经全国统一考试合格，取得《执业药师资格证书》，并经注册登记，在药品生产、经营、使用单位执业的药学技术人员。"另外，"药师"也是我国现行卫生系列技术职称中的一种。

综上所述，广义的药师是指受过药学专业教育，依法经过有关部门考核合格，取得资格，遵循药事法规和职业道德规范，在药学的各个领域从事与药品生产、经营、使用、科研、检验和管理有关的实践活动的人员。

2. 药师的分类

药师可根据其所学的专业分为西药师、中药师、临床药师；或按专业技术职称的高低分为主任药师、副主任药师、主管药师和药师；根据药师的工作单位分为药房药师、药品生产企业药师、药品批发公司药师、药物科研单位药师、药检所药师、药品监督管理部门药师等；还可根据是否依法注册分为执业药师、药师。

想一想 你想成为一名药师或执业药师吗？如何才能成为一名药师或执业药师？

（二）药师的职责

药师的基本职责是对药品质量负责，保证人体用药安全有效，提供药学服务，指导合理用药。由于生产、经营、使用与管理领域工作内容不同，药师的职责也有所不同。

1. 药品生产企业药师的职责

（1）制定生产计划，保证药品供应。

（2）制定药品生产工艺规程、岗位操作法、标准操作规程等生产管理文件并严格实施，保证生产出合格的药品。

（3）依据药品标准，承担药品检验和质量控制工作，出具检验报告。

（4）负责药品质量稳定性考察，确立物料贮存期、药品有效期。

（5）从事新产品的研制，质量标准制定及申报工作。

（6）负责药品不良反应的监察和报告。

2. 药品批发企业药师的职责

（1）制定并监督实施企业质量登记制度，推行 GSP。

（2）参与编制购货计划，负责进货企业的资格审定。

（3）负责首营企业和首营品种的审核与验收。

（4）指导药品保管人员和养护人员对药品进行合理储存和养护。

（5）建立企业所经营药品的质量档案。

（6）对单位职工进行药品知识、药事法规的宣传教育，承担培训工作。

3. 药品零售企业药师的职责

（1）提供用药咨询服务，对药品的购买和使用进行指导。

（2）负责处方的审核和监督调配处方药。

（3）负责本单位药品分类管理的实施。

（4）从事药品检验、验收、保管、养护工作。

（5）制定企业质量管理制度，推行 GSP。

（6）对单位职工进行药品知识、药事法规的宣传教育，负责职工培训。

4. 医疗机构药师的职责

（1）制定药品采购计划，科学、合理采购药品，保障供应。

（2）负责处方的审核，调配复杂处方。

（3）参与制定本院基本用药目录，处方手册，药物制剂工艺操作规程。

（4）承担院内制剂的生产，检验工作，对全院药品质量进行监督检验。

（5）结合临床开展治疗药物监测，新药试验和药品疗效评价工作，开展药品不良反应监测。

（6）提供用药咨询与信息，指导患者合理用药。

（7）负责麻醉药品、精神药品、医疗用毒性药品、贵重药品的采购、保管、调剂、登记工作。

（8）对下级药学技术人员的工作进行指导。

　药房药师的职责与药厂药师的职责有何不同？

二、药品生产人员

由于药品生产企业的产品各不相同，故药品生产企业岗位设置与从业人员包括中药材生产人员、药品生产人员。

（一）中药材生产人员

指从事中药材的种植、养殖、加工及其生产管理和资源保护的人员，包括中药材种植人员、中药材养殖人员、中药材生产管理人员及其他生产人员等职业。

1. 中药材种植员

指从事药用植物种植、采收和加工的人员。从事的工作主要包括：鉴别中药材种子、种苗的真伪优劣；选种育苗、择地下种；进行锄草、施肥、灌溉等田间管理；防治病虫害；适时采收药材，并进行加工处理；进行数据统计和主要经济技术指标的记录、计算。

2. 中药材养殖员

从事药用动物养殖、药用部位摄取和加工的人员。从事的工作主要包括：对药用动物进行选种繁殖、科学养殖、防病治病；适时摄取动物药材，并进行加工处理；进行数据计算和分析。鹿茸加工工归入本职业。

3. 中药材生产管理员

指从事中药材种植、养殖、采集、加工和收购的技术指导，并对中药材资源进行保管和养护的人员。从事的工作主要包括：组织安排中药材的生产和收购；为生产者提供产销信息及中药材种植、养殖、采集、加工等技术服务；进行野生药材的家种家养；进行中药资源的调查，进行数据统计和计算；鉴别中药材种子、种苗的真伪优劣。中药材资源护管员归入本职业。

（二）药品生产人员

指从事药物原料、药物制剂、中药、兽用药品生产的人员。包括合成药物制造人员、生物技术制药（品）人员、药物制剂人员、中药制药人员和其他药品生产人员。

1. 合成药物制造人员

指从事化学合成药制造的人员。主要指合成药物制造工。

合成药物制造工指使用专用设备，控制化学单元反应及单元操作，生产药物原料的人员。从事的工作主要包括：使用溶媒清洗反应设备，并进行干燥；使用衡器、量器对化学合成反应原料进行称量，加入到反应器内；操作反应设备，控制反应时间、温度、压力、pH值，进行搅拌，完成合成反应；操作离心机、真空抽滤器等设备，对混合物料进行固液分离；使用溶剂、树脂等，进行药用成分的提取、纯化；使用结晶、重结晶和微孔过滤等方法进行药物的精制；操作干燥设备对药品进行干燥；制备符合原料药生产标准的工艺用水；使用衡器将原料药包装在专用的容器中。

下列工种归入本职业：兽用原料药制造工、合成药卤化工、合成药碳化（含氯磺化）工、合成药硝化工、合成药烃化工、合成药氰化工、合成药酯化工、合成药醚化工、合成药羧化工、合成药胺化工、合成药重氮化（含耦合反应）工、合成药置换反应工、合成药氧化工、合成药还原工、合成药加成反应工、合成药缩合工、合成药环合（含环氧化）工、合成药扩开环反应工、合成药消除反应工、合成药水解工、合成药重排（含转位）工、合成药催化氧化工、合成药氢化工、合成药酶催化工、合成药X氏反应工、合成药硫化（含巯化）工、合成药肿（含锑、铋）化工、合成药膦化工、合成药降解工、合成药聚合工、合成药裂解（裂化）工、合成药缩酮化工、合成药拆分、消旋工、合成药肼化（肼解）工、合成药异构化工、合成药转化工、合成药叠氮反应工、合成药肟化工、合成药乙炔化工、合成药中和成盐（含成季胺盐）工、合成药备料、配料工、合成药精制结晶工、提取工、合成药固液分离工、合成药蒸发工、合成药蒸馏工、合成药干燥、包装工、原料药试验工等。

2. 生物技术制药人员

指从事抗生素、生化药品、疫苗、血液制品生产的人员。包括生化药品制造工、发酵工种制药工、疫苗制品工、血液制品工、基因工种产品工等职业。

（1）生化药品制造工：指运用生物或化学半合成等技术，从动物、植物、微生物提取原料，抽取天然药物的人员。从事的工作主要包括：使用切割、粉碎、研磨等设备对动、植物及微生物原材料进行预处理；采用浸泡、分馏、过滤等分离技术，提取、纯化有效药用成分；采用除菌过滤、结晶、干燥等方法进行精制；使用衡器将原料按规定定量包装；制备符合生化药品生产标准的工艺用水。

兽用生化制品制造工、系列化药品提取工归入本职业。

（2）发酵工种制药工：指从事菌种培育及控制发酵过程生产发酵工作药品的人员。从事的工作主要包括：使用配料罐或其他容器、输送泵等设备或器皿配制工艺需要的培养基；使用消毒锅或消毒柜等，对培养基、压缩空气或其他材料、设备、器皿进行消毒、灭菌；采用微生物方法培养、制备各级生产菌种、复壮、选育优质高产菌株；操作发酵设备和控制仪器、仪表，根据发酵代谢指标适当调节发酵工艺条件，完成发酵过程；加入工具酶和中间体，控制工艺条件，完成抗生素的酶解、转化工序；使用固液分离设备进行发酵液或浸提液的固液分离；使用溶剂、交换树脂等进行有效药用成分的提取、纯化；使用除菌过滤、结晶、干燥等方法进行药品的精制；使用衡器将原料药按规定量包装在专用的包装容器中；制备符合原料药生产标准的工艺用水。

以下工种归入本职业：抗生素酶裂解工、菌种培育工、微生物发酵工、微生物发酵灭菌工、发酵液提取工、微生物发酵药品精制工。

（3）疫苗制品工：指从事细菌性疫苗、病毒性疫苗、类毒素等生产的人员。从事的工作主要包括：使用专用容器、设备制备种类特殊的原辅料，使用离子交换或蒸馏方法制备生产用水；使用专用设备和器皿制备基础液，配制化学药品及其他原辅料等，制备疫苗培养基；用物理方法和化学方法对培养基、压缩空气或其他材料、设备、器皿等进行消毒、灭菌，并去除热原质；采用微生物、原代或传代细胞培养；使用发酵罐、生物反应器、摇床或转瓶机，进行发酵和原代或传代细胞培养；接种细菌，收获病毒液，灭活或杀菌，收获培养液；使用离心、过滤等设备对培养液进行分离；使用纯化、超离技术提取有效成分；配制稀释液、保护剂、吸附剂；进行制品除菌过滤或冷冻干燥；选定菌毒种制备抗原，进行免疫、采集、纯化，获得高特异性抗体、抗原，使用标记物标记，组装诊断试剂盒；分装和包装等。

下列工种归入本职业：培养基加工工、细菌性疫苗生产工、疫苗菌毒种培育工、诊断制剂生产工、生物制品培养基生产工。

（4）血液制品工：指从事血液有形成分和血浆中蛋白组分分离提纯生产的人员。从事的工作主要包括：进行动物免疫、效价检测、采血、分离，生产动物免疫血浆；使用物理、化学方法，将血浆有形成分和血浆中蛋白质组分分离提纯；除菌过滤、冷冻干燥。

工种归入本职业：血液制品生产工、免疫血浆生产工。

（5）基因工种产品工：指从事基因工种产品生产制造的人员。从事的工作主要包括：进行工程菌传代、转化、质粒提取；使用大罐发酵收集、破碎菌体；使用纯化技术提取有效成分；加适宜保护剂、吸附剂。

基因工程产品生产工归入本职业。

3. 药物制剂人员

指将原料药制成医疗、诊断、预防制剂的人员。包括药物制剂工和淀粉葡萄糖制造工。

（1）药物制剂工：指操作制剂设备、器具，在特定条件下，将原料药加工成符合医用药品的人员。从事的工作主要包括：操作粉碎、过筛、干燥等设备，按剂型要求对原辅料进行粉碎、预处理；使用衡器、量器称取或量取原料，进行配制；操作制剂成型设备和分装机、罐装机及辅助设备生产固体、半固体、液体制剂；操作洗涤设备对内包装材料、器具进行洗涤；操作灭菌设备对内包装材料、器具及半成品进行灭菌；制备符合制剂标准的工艺用水；操作空气净化设备、制备洁净空气，并对环境、设备、器具进行消毒；操作包装设备对成品进行分装、包装。

下列工种归入本职业：兽用化学药品制剂工、兽用药物添加剂工、药物配料制粒工、片剂压片工、片剂包衣工、注射液调剂工、水针剂灌封工、轮流灌封工、粉针剂分装工、硬胶囊剂灌装工、软胶囊剂调剂工、软胶囊剂成型工、气雾剂工、滴丸工、口服药液调剂工、口服液灌装工、软膏剂调剂工、软膏剂灌装工、栓剂调剂工、栓剂成型工、膜剂工、滴液剂工、酊水剂工、注射用水纯水制备工、制剂及医用制品灭菌工、灯检工、理洗瓶工、药用塑料制瓶工、冷冻干燥工、制剂包装工、制剂试验工、净化空气调节工、橡胶胶膏工。

（2）淀粉葡萄糖制造工：指使用磨碎机、分离机、结晶罐等设备，采用物理、化学方法，生产淀粉、葡萄糖及其副产品的人员。从事的工作主要包括：操作制酸浸泡设备，控制温度、时间、二氧化硫深度，软化玉米；操作磨碎、旋流分离、筛分及辅助设备，分离胚芽、纤维、淀粉；操作挤压、脱水、榨油及辅助设备，控制温度、电流、水分，提取精制玉米油；操作蒸发设备，控制温度、压力，将玉米浆蒸浓；操作离心机、汽流干燥机、提升机等设备，生产淀粉；操作糖化及辅助设备，控制 pH、加酶量等，提取固体葡萄糖；操作干燥及辅助设备，生产葡萄糖原粉。

下列工种归入本职业：淀粉及制品制作工、湿淀粉工、干淀粉工、玉米浆蒸发工、淀粉包装工、胚芽干燥工、精制玉米油制造工、葡萄糖糖化工、葡萄糖净化工、葡萄糖蒸发工、葡萄糖结晶工、葡萄糖分离工。

4. 中药制药人员

指从事中药饮片和中成药生产制造的人员。包括中药炮制与配制工、中药液体制剂工、中药固体制剂工等工种。

（1）中药炮制与配制工：指从事中药材或饮片炮制、配制、提取、合成、包装及试制中成药的人员。从事的工作主要包括：对药材进行炮制；按产品处方对中药材或饮片进行称量、核对；对中药材及饮片进行粉碎或提取处理，制成半成品或成品；进行中药成分合成或半合成，制成中间体或药物；对中成药半成品、饮片及净药材进行分装、包装；对中成药新产品试制。

下列工种归入本职业：中药材净选润切工、中药炮炙工、中药配料工、中药粉碎工、中药提取工、中药合成工、中药包装工、中成药试制工。

（2）中药液体制剂工：指从事中药液体制剂生产制造的人员。从事的工作主要包括：称取原料、辅料；使用提取设备，在原料、辅料中加入适当的提取溶媒，进行提取；对中药加热搅拌，过滤、浓缩；将过滤后的药液进行调配或与蔗糖滤液进行混合配制；将调配或配制后的药液定量灌入规定的容器内密封；对半成品进行灭菌、灯检，或将无菌药液进行冷冻干燥；将药物粉末定量分装于洁净的规定容器内密封。

下列工种归入本职业：中药酒（酊）剂工、中药露剂工、中药油剂工、中药糖浆剂工、中药合剂工、中药口服液剂工、中药饮料工、中药针剂工、中药煎膏剂工等。

（3）中药固体制剂工：指从事中药固体制剂生产制造的人员。从事的工作主要包括：将药物细粉或中药提取物加入规定的基质中混匀、灌装或涂布于表褙材料上；将药物细粉或中药提取物与规定的赋形剂混合，制粒或压片以及塑制或泛制成丸、锭；将药物研配、混匀，制成粉末，或与辅料混合、发酵、干燥；将含茶或不含茶的药物粗末混匀或吸取中药提取液干燥；将动物的皮、骨、甲、角制备成胶；将某些矿物药炼制成丹；将艾叶捣成绒，或加入其他药物制成灸熨剂；将药物或中药提取物与赋形剂混合，填充或密封于囊材中或滴入冷却剂中制成滴丸。

下列工种归入本职业：中药软膏剂工、中药塑丸工、中药泛丸工、中药散剂（研配）工、中药曲（锭）剂工、中药茶剂工、中药胶剂工、中药炼丹工、膏药剂工、中药灸熨剂工、中药片剂工、中药冲剂工、中药硬胶囊剂工、中药软胶囊剂工、中药滴丸剂工、中药橡皮膏剂工、中药巴布剂工等。

想一想　药品生产人员所从事的职业与专业有何关系？

三、药品购销人员

（一）营业人员

指从事商品销售、服务销售和提供相关服务的人员。包括营业员、收银员。

1. 营业员

指在营业场所从事商品销售、服务销售的人员。从事的工作主要包括：陈列商品；组装、调试商品；为顾客展示、演示商品；维护保养商品以及相关设备、工具；计量、包装商品；开票、收款；给付商品或为顾客提供咨询服务。

商品营业员归入本职业。有些药店把在药品零售企业从事相关工作的人员称为"健康顾问"。其工作性质与业务流程与营业员相似，但销售的商品主要是药品。因企业的性质不同，部分药品零售企业也同时经营化妆品、保健食品、卫生用品等，从而扩大了药品营业员的业务范围。由于药品与一般商品相比具有特殊性质，故药品零售工作对药品营业员的素质提出了更高的要求。而处方药的零售则需要药师予以监督。

2. 收银员

指从事收取现金、支票，为顾客开具发票并对本部门销售收入进行核算的人员。收银审核员归入本职业。

（二）推销、展销人员

指从事商品或服务推销、展销的人员。包括推销员、出版物发行员、服装模特等职业。

推销员是指从事商品、服务推销的人员。从事的工作主要包括：了解市场信息，寻找潜在客户；与客户洽谈，介绍产品；提供售前、售中、售后服务；办理商品交付、发运；处理商品销售过程中的纠纷；签订销售合同；结算货款。

下列工种归入本职业：商品供应员、商品送货员、物资供应员。

（三）采购人员

指从事商品购进工作的人员，包括采购员、收购员、中药购销员等。

1. 采购员

指从事商品购进工作的人员。从事的工作主要包括：进行市场预测，制定采购计划；提出进货意见，组织货源；签订进货合同；验收商品；处理纠纷；结算货款。

下列工种归入本职业：商品采购员、商品购销信件收发员、商品查询员、物资进货员。

2. 中药购销员

指从事中药鉴别、收购、验收、保管、养护及购销的人员。从事的工作主要包括：对中药材、中药饮片及中成药进行真伪优劣的鉴别，确定其规格等级，验收入库；根据市场需求进行中药商品的采购和推销，并根据供货计划，制单、记账，做到账货相符；根据中药材、中药饮片和中成药的特性及进出库凭据，进行保管养护。

下列工种归入本职业：中药材收购员、中药验收员、中药保管员、中药养护员。

（四）医药商品购销员

指从事医药商品采购、供应、销售及咨询服务的人员。从事的工作主要有：按采购计划及市场需求情况，与生产、批发企业签订购货合同，购进医药商品，并填制、传递相关凭证；了解市场信息，运用营销方法与销售对象接洽，签订供货合同，进行供货和合同管理，及时回收货款，并进行推广新品、介绍代用、调剂余缺、缺货登记工作；根据处方或用户需要，销售医药商品，填制、传递销售凭证，为用户提供咨询服务；严格按《药品管理法》等国家法律、法规及有关规定，采购、供应、销售特殊药品。

下列工种归入本职业：医用商品营业员、医用商品采购员、医用商品供应员。

（五）中药调剂员

指从事中药饮片调配、中成药配方、临方制剂配制的人员，从事的工作主要包括：审核中医处方药味、名称、用量、用法、处方脚注、配伍禁忌、妊娠禁忌、毒麻药超剂量及处方笔误等内容；计算中药价格；按处方进行中药饮片的调配；对调配后的药剂进行复检；将中药饮片进行临时炒、炙处理；按照处方要求，将处理后的原料、辅料配制成丸、散、膏等临方制剂；按照医生处方或需要问病发药，并解答中成药、中药饮片的疗效、质量、用法、用量及煎煮方法等问题。

中药临方制剂员归入本职业。

想一想　什么专业的毕业生比较适合从事药品购销工作？

四、药剂人员

药剂人员是指在医疗、预防或药品供应机构中，根据医师处方进行药物配置和分发，并辅助医师合理用药的专业人员。包括西药药剂人员、中药药剂人员。

（一）西药药剂人员

指从事西药配置、配伍、调剂和检验并指导病人用药的专业人员。从事的工作主要包括：按照医师处方，向病人发放药物；向院内各部门分发药品，并保留发出和退回的全部药物清单；严格控制、记载麻醉品、成瘾药品的使用并进行管理；向病人介绍服用方法等用药常识；进行治疗血药浓度监测，向医师提供合理用药的依据；对药品进行全面质量监控，收集整理药物质量、疗效、不良反应及药物治疗费用等方面的资料；保存配方档案，保证对临床用药的供应等。

（二）中药药剂人员

指从事中药生产经营管理、质量监督及中药调配的专业人员。从事的工作主要有：对中药材生产收购、饮片加工炮制、中成药生产制备进行技术指导和质量管理；对中药质量进行监督、检查、抽验；对符合质量要求的中药品种进行购销、储存、管理；将中药材加工为丸、散、膏、丹、片、霜、液体等剂型；制备医疗单位内部制剂，进行处方配伍、质量控制、稳定性检查、药效及毒性等项研究；对医师处方进行审方、调配、复核；向病人发放药物并向病人说明用药注意事项；保存配方档案，保证临床用药供应。

五、仓储人员

（一）保管人员

指对货物进行验收、保护、维护管理的人员，包括保管员、理货员、商品养护员、保鲜员、冷藏工。

1. 保管员

指对存储货物进行保存、维护管理的人员。从事的工作主要包括：核对货物的入库凭证，清点入库货物，与送货人员办理交接手续；对入库货物进行数量、质量和包装验收，发现问题，做出事故记录；安排货物的存放地点，登记保管账、卡和货位编号；定期盘点，清仓查库，向存货部门反映并催调处理积压、呆滞、残损、变质等异状货物；根据物品的出库凭证付货；对出库货物进行复核，签发出库单。

商品保管员、商业机械操作工、仓库保管工归入本职业。

2. 理货员

指在仓库、配送中心、超市、港口码头等企业中，从事货物整理、拣选、配货、包装、复核和货物交接、验收、整理、堆码的人员。从事的工作主要有：核对货物品种、数量、规格、等级、型号和重量等；按照凭单拣选货物；对拣出的货物进行复核；检验货物的包装、标志，对出库的货物进行包装、拼装、改装或加固包装，对经拼装、改装和换装的货物填写装箱单；在出库货物的外包装上设置收货人标记；按货物的运输方式和收货地点将出库货物分类整理、分单集中，填写货物启运单，通知运输部门提货发运；对货物进行搬运、整理、堆码；鉴定货运质量，分析货物残损原因，划分运输事故责任；办理货物交接手续。

商品理货员归入本职业。

3. 商品养护员

指对库存商品进行保养维护的人员。从事的工作主要有：检查商品储存场所与环境，使其符合安全储存的要求；使用化学试剂、湿度计等检测食品或凭感官检验入库的质量、包装，发现问题，做出事故记录；使用温度、湿度测量仪测量、记录库内温度、湿度；控制、调节库房内的温度与湿度；检查在库商品的储存量，做出检查记录；对发生异状的商品进行翻垛通风、摊开晾晒、挑选整理、药剂除虫等处理，并提醒保管员催销催调。

4. 保鲜员

指从事果品、蔬菜储藏保鲜和养护的人员。从事的工作主要包括：清扫储藏库，对库房及库内设施、用具进行消毒；库内的蒸发器、送风管道、缸体净化系统、氮气发生系统、库温调节系统和库内气体系统等设备进行检查；对气调库进行气密检验；对入库储藏的果品、蔬菜进行抽样检查、挑选整理；检查记录库内温度、湿度及气体指标的变化；根据不同季节、不同品种、不同储藏方法和技术要求，控制、调节库内的温度、湿度；检查库内果品、蔬菜的质量，发现问题及时处理。

商品保鲜员归入本职业。

5. 冷藏工

指从事冷藏商品的搬运、堆码、保管和对制冷设备进行维护保管的人员。从事的工作主要包括：清扫库房，对库房进行消毒、加湿、除湿和设备扫霜；操作搬运、堆码设备进行商品的装卸、搬运、堆码作业；鉴别冷藏商品的质量，进行商品养护；使用冷却间、结冻间等各种类型的库房，操作制冰设备、除霜工具，进行商品保管；控制冷藏的温度与湿度；对库内的搬运机械、制冷设备和工具进行维护保养。

制冷工、制冰工归入本职业。

（二）储运人员

主要指从事编制商品运输计划、商品托运、组配、接收、监装、监卸及护运和赶运的人员。

1. 商品储运员

指从事编制商品运输计划、办理商品托运手续，进行商品组配、交接、监装的人员。从事的工作主要包括：编制商品运输计划；填制商品运输凭单，办理商品托运手续；进行商品组配；对由承运人员装卸的商品进行监装、监卸；接收和中转商品；填写商品运输统计报表和运输事故查询书。

商品运输员、物资调动员、商品组配员归入本职业。

2. 商品护运员

指对运输商品进行押运、护送、交接的人员。从事的工作主要包括：指导装卸人员堆码、装载、苫垫待运的商品；办理商品交接手续；对押运途中出现的破损的包装、苫垫物资和设备进行修复；对押运的畜禽进行饲喂；签发押运票，做押运记录。

3. 医药商品储运员

指从事医药商品调配、保管和养护的人员。从事的工作主要包括：验收入库商品，填制入库凭证和台账，核查商品的商标、文号、有效期、化验报告；根据入库商品的理化性能、生产批号安排仓位，建立商品卡，进行商品盘点、对账；运用库房设施，控制和调节库房温度、湿度，对在库商品进行抽验、盘库、翻库等保管养护；根据库存商品发货原则，填制出库凭证和台账，验发出库商品；对外运商品，根据业务开单、不同商品理化属性和运输要求，使用专业设备进行配装、拼装等，填制单据、凭证，按程序流转、归档；使用专用设备清洗、消毒分装容器，按不同规格、要求和分装流程，选用包装材料分装药品、化学试剂，填制分装商品的报表、台账；组织医药商品运输，根据商品数量、理化特性、运输动向，安排运输方式、进港，调入商品提货、传递票据凭证，进行运输查询和技术安全处理。

药品保管养护工，医用商品保管员，医用商品组配员，药品、化学试剂分装员，医用商品运输员归入本职业。

六、检验人员

检验人员是指从事产品或商品的成品、半成品、原材料、在制品、中间产品、外购件及包装材料质量的检验、检测、检查、鉴定、测试、测定、装试、装校、试验、实验、化验、抽验、抽查、验收、验配、分类、分级、分析、分测、鉴别、监督、监测等工作的人员。

1. 化学检验工

指使用化学分析仪器和理化仪器等设备，对成品、半成品、原材料及过程进行检验、检测、化验、监测、分析的人员。从事的工作主要有：采集样品；化学试剂；进行外观视检；使用理化食品等设备，测试样品的理化性质；使用化学分析和仪器分析方法，对样品进行组分含量测定；记录、计算、判定化验数据；协助主检人员完成检验报告；检查、调试、维护仪器设备；处理检验过程中的故障；负责检验室卫生、安全工作。

水质检验工、分析工、产品化验分析工、理化检验工、仪器分析工等归入本职业。

2. 食品检验工

指从事食品、乳品、热带作物初制品、饮料、仪器添加剂和仪器包装材料的成品、半成品及原辅料检验的人员。从事的工作主要有：采集样品；配制标准溶液；使用培养箱、显微镜等仪器设备检验样品的微生物含量；检验样品的微量金属元素、微量非金属元素及理化指标；记录、计算、判定检验数据；协助主检人员完成检验报告；检查、维护仪器设备；负责检验室卫生、安全工作。

热带作物初制品检验工、乳品检验工、食品检验工、水产品质量检验工归入本职业。

3. 包装材料检验工

指对包装材料进行尺寸、性能及外观质量等检验的人员。从事的工作主要包括：抽样；进行样品预处理；使用量具或通过视检，检验包装材料的外观；使用仪器设备检验包装材料的物理化学性能；检验包装材料的抗压、抗振动、抗冲击、抗转载强度；记录、计算、判定检验数据；维护仪器设备；负责检验室卫生、安全工作。

4. 药物检验工

指对原料药、制剂等化学药物的成品、半成品及原辅料进行检验、检查、检定、试验、分析的人员。从事的工作主要有：采集样品；使用仪器设备配制培养基；选育菌种，进行微生物发酵分析；对原料药、制剂等化学药物的成品、半成品及原辅料进行常规理化分析；进行无菌检查；检定抗生素药品的效值；监督生产控制的环境条件；检查生产洁净区的尘埃粒子数和菌落数；检查各车间工序工艺、操作规程等质量管理制度的落实情况；协助主检人员完成检验报告；检查、维护仪器设备；负责检验室卫生、安全工作。

灯检工、制剂质量检查工、制剂试验工、原料药试验工、药物分析工、微生物检定工、药理试验工归入本职业。

5. 中药检验工

指对中药成品、半成品、原辅料及包装材料进行检验、验收、质检的人员。主要从事以下工作：抽取样品；检验中药成品、半成品及原辅料的质量；检验、验收中药外观、等级、规格、包装材料等；记录、计算、判定检验数据；协助主检人员完成检验报告；检查、维护仪器设备；负责检验室卫生、安全工作。

中药验收员、中药质检工归入本职业。

想一想 什么专业的毕业生比较适合从事药品检验工作？

实验与实训 专业与职业选择

1. 相关资料

（1）专业设置情况（表3-1）。

表3-1 某职业学校专业设置情况

专业	培养目标	主要专业课程	相关工种	复合工种
药剂专业	培养药剂人员、健康顾问	药品调剂技术、药品店堂推销技术	西药药师及其他调剂人员、营业人员	中药调剂员
中药专业	培养中药制剂人员与中药营业人员	中药制剂工艺与技术、中药调剂技术	中药固体制剂工、中药液体制剂工、中药炮制与配制工	中药调剂员、中药购销员
中药专业（中药材生产专门化）	中药材生产人员、中药炮制与配制工	中药材加工技术、药用植物栽培技术	中药材种植员、中药材养殖员、中药材生产管理员、中药炮制与配制工	中药购销员
制药工艺专业	培养制剂生产人员	固体制剂技术、液体制剂技术、制剂检验技术、中药制剂技术	药物制剂工、药物检验工	中药固体制剂工、中药液体制剂工
药品营销专业	培养药品购销人员	药品店堂推销、药品推销技术、采购员	医药商品购销员	采购员、营业员
物流管理专业	培养药品仓储人员	药品仓储与养护技术、医药网络营销	保管员、理货员、养护员	储运员、护运员
生物制药专业	培养生物技术制药人员	生物制药工艺与技术、制药分离工程技术	生化药品制造工、发酵工程制药工	药物制剂工
电子商务专业	培养药品购销人员	医药网络营销、电子商务应用	医药商品购销员	采购员、收购员、推销员

（2）人才需求情况（表3 - 2）。

表3 - 2　人才需求情况

职业类型	人才需求	工作特点	对从业者个性要求
生产性企业（各类药厂）	生产人员、检验人员	以肢体操作技能为主，有严格的岗位操作规程，需操作各种设备	能严格执行操作规程，对产品外观的质量敏感，对工作中发生的异常现象能及时发现并恰当地处理
服务性企业（医院或药店）	购销人员	以沟通能力为基础，有特定的礼仪规范	语言表达能力强，性格开朗，有亲和力
流通性企业（物流公司）	仓储人员	以肢体操作技能为主，有严格的业务流程。工作细致易出差错	对数字敏感，工作耐心和细心
流通性企业（批发企业）	购销人员	以沟通能力、信息收集与处理能力为基础	有亲和力，自信，耐挫力强

2. 对话练习

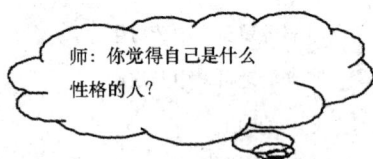

师：你觉得自己是什么性格的人？

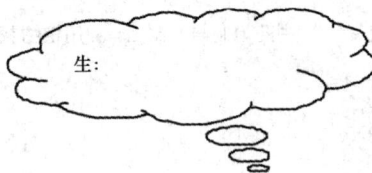

生：

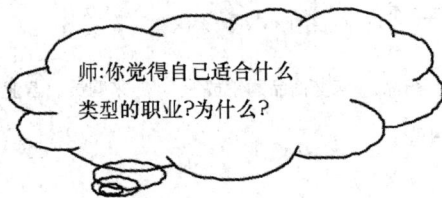

师：你觉得自己适合什么类型的职业？为什么？

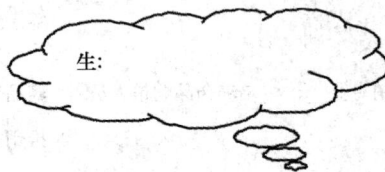

生：

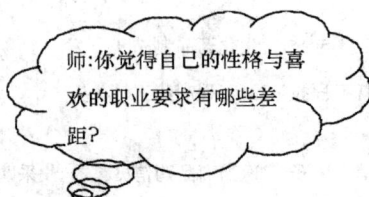

师：你觉得自己的性格与喜欢的职业要求有哪些差距？

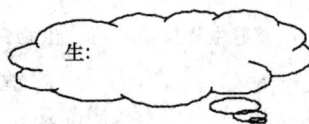

生：

师:请你谈谈今后有什么打算?

生:

师:为什么你觉得需要(或不需要)换专业?

生:

师:你认为换专业后到一个新的班级将面临什么问题?

生:

师:如果父母不同意你换专业,你打算怎么办?

生:

师:可能你收到的录取通知书很多,为什么你选择到我们学校就读?

生:

师:到学校后有些什么想法?

生:

师:通过课本中的内容介绍,你认为毕业后你可以选择哪些企业就业?

生:

师:你觉得自己是性格开朗的人吗?

生:

师:你适合做药店里的"健康顾问"吗?

生:

师:你喜欢做检验员吗?

生:

师:你想不想换专业?

生:

师:父母会支持你换专业吗?

生:

师:因换专业到新班级,可能很难和同学交流,你有没有足够的思想准备?

生:

师:现在适应学校的生活了吗?

生:

师:毕业后,你是否想到非药品行业的企业工作,例如去牙膏厂或兽药厂、食品厂之类的?

生:

想一想　试比较两种提问方法有什么不同? 作为被提问者,两种提问方法给你什么感受?

第三节　业内典型业务简介

一、药品生产

（一）生产岗位的人员配置与岗位职责

药品生产企业为了有效地组织生产、实施管理，必须建立生产和管理组织机构，设置生产和管理岗位，并将各岗位人员的职责以企业内部文件的形式颁布。

1. 生产部经理岗位职责

适用于生产部经理岗位。职责要求为：①按 GMP 要求组织生产，保证生产部的工人严格按照生产工艺规程和岗位操作法规定进行；②负责本部门各岗位人员的合理调配以保证生产的正常进行；③负责本部门的考勤工作及组织本部门各级人员的培训；④负责每月底填写生产月报，向主管生产的企业领导报告生产产量、产值和各项经济指标；⑤负责建立自查制度，对生产全过程进行监控，对生产部生产的药品的质量负领导责任；⑥会同技术部门制订生产工艺规程、岗位操作法等技术文件，并确保有关生产操作指令能严格执行；⑦参与验证及再验证工作，并负责制订本部门验证工作计划及实施细则；⑧检查厂房和设备的维护，制止违反操作规程的生产行为，并报告主管负责人和通知有关部门；⑨教育本部门职工遵守国家法令和公司各项管理制度。

2. 生产车间主任岗位职责

适用于生产车间主任岗位。职责要求为：①负责本车间人员的调度与管理；②负责签收生产指令，并根据指令组织、实施生产；③按工艺规程，岗位操作法，机器设备操作程序，检查各工艺生产人员是否违反工艺纪律，对违反工艺纪律不及时纠正而造成的事故负责；④对生产出现的质量、技术问题及时亲临现场进行妥善处理；⑤抓好现场安全生产工作，防止事故的发生；⑥对本车间生产的药品质量负责；⑦对提高生产效益、减少能耗、完成车间的经济指标负责。

想一想　对生产部经理、车间主任岗位人员的素质有何要求？

3. 工艺员岗位职责

适用于生产车间工艺员岗位。职责要求为：①协助车间正、副主任按 GMP 要求组织生产，保证生产人员严格按生产工艺规程和岗位操作法进行生产；②协助车间副主任按工艺规程、岗位操作法、机器设备安全操作程序检查各工序生产人员是否违反工艺规律，对违反工艺纪律现象不及时纠正而造成的事故负责；③对生产现场出现的质量、技术问题要及时亲临现场，协助车间正、副主任妥善处理；④按工艺要求及时填写批生产指令、批包装指令，并经车间副主任审核后下发到各生产岗位；⑤负责车间各岗位投料核对工作，并对投料结果负责；⑥负责生产工艺规程的发放、收集以及批生产记录，批包装记录的收集整理、归档保管；⑦负责车间各班组清场后的复核，并对清场质量严格把关负责；⑧接受厂领导及车间正、副主任临时交给的任务。

想一想 比较生产部经理、车间主任岗位职责与工艺员岗位职责的差异。

4. 调度员岗位职责

适用于生产车间调度员岗位。职责要求为：①负责编制生产车间月度生产计划；②对下发的生产计划指令正确无误负责；③负责原辅材料、中间体、包装材料衔接的联系，保证生产顺利进行，按时完成生产任务；④负责水、电、气供应联系；⑤负责生产人员的调配、考勤和劳动纪律的检查；⑥负责生产车间办公用品的领用发放并登记造册；⑦负责生产车间产品产量的月报；⑧负责生产车间月度奖金的计算及上报。

5. 质管员（QA）岗位职责

适用于生产车间质管员岗位。职责要求为：①对各工序巡回检查，认真检查各岗位操作人员的工艺纪律，对督促岗位操作人员认真执行岗位操作法、遵守机器设备安全操作规程负责，对由于不检查、不及时汇报或对违反工艺纪律的现象不予纠正而造成的事故负责；②对新使用的天平、分析天平正确使用，妥善保管负责；③对及时向中心化验室申请成品检验负责；④对退回的样品不混错负责；⑤对配合班长做好岗位操作人员的管理工作负责；⑥对督促岗位操作人员做好个人卫生、着装符合规定负责；⑦对查生产场地的卫生以及清场合格，并出具清场合格证负责；⑧对及时正确填写质检原始记录负责，对批生产记录、批包装记录的复核无误负责；⑨对做好质检室清洁卫生工作负责；⑩负责组织召开本班的产品质量分析会并作好会议记录。

6. 化验员（QC）岗位职责

适用于生产车间化验员岗位。职责要求如下。

73

（1）在工作中必须严格依照有关检验标准和规章制度进行取样、检验、记录、计算和判定等，严禁擅自改变检验标准和凭主观下结论。

（2）在工作质量上应精益求精，必须及时完成各项检验任务，并于规定的工作日内出具检验报告，精密度符合《药品检验操作标准》要求的规定。

（3）必须坚持实事求是的原则，记录、检验报告应完整、真实、可靠、不得弄虚作假。

（4）工作时应按规定着装。

（5）必须随时做好并保持化验室的清洁卫生工作，玻璃仪器使用后必须按规定及时清洗干净。

（6）应自觉维护、保养好各种检测仪器，并做好使用记录。

（7）负责小型玻璃仪器的校正。

（8）负责本化验室的防火、防爆工作。

（9）对于精密仪器的管理、做到：①本着"科学使用、精心维护、定期校验"的原则；②每日随时观察和记录化验室内的温度、相对湿度（至少二次），当温度、相对湿度超过规定范围时（温度在 $18 \sim 25℃$，相对湿度在 $45\% \sim 65\%$），应采取相应措施使之达到规定范围；③化验室每台精密仪器只能由化验员自己操作，特殊情况下由其他人操作时，其程序参照"各种精密仪器操作规程"，有专人在场指导；④仪器出现异常时，应及时解决和处理，做好详细记录并向车间质量负责人书面汇报；⑤不得擅自承接本车间以外的样品检验工作；⑥应随时检查核对各精密仪器的备件；⑦建立精密仪器档案（包括仪器来源、维修记录和校验记录等）；⑧离开精密仪器室时应注意关闭门窗，确保安全；⑨应随时保持精密仪器室的清洁。

说一说　QA 岗位与 QC 岗位职责有何不同？

7. 班长岗位职责

适用于生产车间班长岗位。职责要求为：①负责本班人员的工作安排，并做好考勤工作。②负责按批生产指令、批包装指令填写领料单，经车间主任审核后交给领料操作人员领回原辅材料、标签、说明书、中间产品、包装材料等。③负责标签、说明书、原辅材料、中间产品、包装材料的使用、损耗、退库、结存等台账和统计工作。④对按车间生产指令布置工作，按时按质按量完成生产任务负责。⑤与本班质检员配合开展质量管理工作，对提高产品质量负责。⑥对本班的安全生产工作（无混药、错药、差错、火灾）负责。下班时以及节假日停产时负责检查本班的水、电、气是否关好。负责新员工的岗前安全教育工作。⑦对生产状态标志与实际生产品种相符负责。⑧对事故不隐瞒，及时上报车间主任负责。⑨负责本班消毒剂的配制工作，以及本班工作场所内空气消毒工作，及时填写消毒并对记录的真实性负责，对督促岗位操作人员做好清场卫生工作负责。⑩负责本班的拼箱工作。⑪负责本班领用的中间体及成品入库数量的统计工作，做好各种台账。⑫负责本班原始记录的汇总及复核工作。

8. 组长岗位职责

适用于生产车间组长岗位。职责要求为：①对按规定书写或收集本组的批产品原始记录并交给班长负责，同时对记录的真实性负责；②负责本组当日所领用的原辅材料、中间产品、标签、说明书、包装材料的品名、批号、规格、数量的复核工作，做好领用数、损耗数、使用数的统计工作，以及当天生产所得的中间产品、成品数量，并把台账交给班长；③对与班长配合，做好本组岗位操作人员的管理工作负责；④对与质检员配合，提高产品质量，减少损耗，提高产品得率负责；⑤对安排和检查本组每天值日情况并做好记录负责。

9. 领料员职责

适用生产部领料的班组长和领料工人。职责要求为：①负责按生产指令，按《领料岗位操作法》及时领回原辅材料、包装材料；②对所领的原辅材料、包装材料品名、数量、规格、批号无误，并经质管部质检室检测合格负责；③对有异常现象并可能影响产品质量的原辅材料、包装材料做到不领负责；④对所领物料数量与发料员交接清楚负责；⑤负责及时、准确填写原始记录；⑥对搞好工作室的清洁卫生负责。

10. 操作岗位职责

对于某一剂型而言，往往需要按工艺流程设置不同的操作岗位，根据各岗位的工作任务不同，需要制订各操作岗位职责。岗位操作人员必须认真履行岗位职责，规范操作，确保生产过程符合工艺规程要求，以保证产品质量。

以片剂生产为例，通常需要制订备料、制粒、压片、包衣、内包装、外包装等操作岗位职责，例如某公司的片剂制粒岗位职责、压片岗位职责如下。

（1）片剂制粒岗位职责：适用于片剂制粒的岗位操作。职责要求为：①严格执行《制剂车间片剂制粒岗位标准操作规程》、《PGL－40型喷雾干燥制粒机安全操作规程》、《HD－600型多向运动混合机安全操作规程》及《ZDG－B型高效多功能整粒机安全操作规程》，对不发生安全生产事故负责；②对设备及生产工具消毒负责；③对按所生产产品的生产工艺规程及岗位操作法进行生产，不发生产品质量事故负责；④对复核所使用的原辅料名称、批号、规格、数量、外观质量无误负责；⑤对配制粘合剂或湿润剂的浓度、无杂质负责；对制粒所使用的筛目及制出颗粒粗细、色泽均匀度符合要求负责；⑥对本岗位不发生错药、混药、异物混入负责；⑦对本岗位衡器的正确使用及准确称量负责；⑧对中间产品的盛装容器内外留有正确填写的中间产品交接单负责；对将中间体送交中间站保管负责；⑨对所填写的生产原始记录正确负责；⑩对做好本岗位的清场及设备的清洁卫生负责。

（2）压片岗位职责：适用于生产车间压片岗位。职责要求为：①严格执行《制剂车间压片岗位标准操作规程》、《ZP－35 冲旋转式压片机安全操作规程》，做好设备操作，对不出安全生产事故负责。②对设备及生产工具的消毒负责。③对按生产指令认真复核中间产品品名、规格、批号、数量无误负责；对所压片子的质量符合内控标准和法定标准负责。④对所使用的模具规格无误负责。⑤严格执行所生产产品的生产工艺规程及生产岗位操作法，对不出质量事故负责。⑥对本岗位不发生混药、错药、污染负责。⑦对盛装中间产品的容器内外留有正确填写的中间产品交接单负责；对按规定将生产所得的中间产品送入中间站负责。⑧对本岗位使用的冲模具保管负责，并做好台账。⑨及时填写生产原始记录，并对记录的真实性、字迹清晰、不漏项负责。⑩对设备及生产工具的清洁及设备的维护保养负责；对本岗位清场和卫生工作负责。

说一说 药品生产企业将各生产岗位人员的职责以企业内部文件的形式予以颁布，意义何在？

（二）生产环境

《药品生产质量管理规范》（GMP）规定："厂房应按生产工艺流程及所要求的空气洁净级别进行合理布局。"由于生产品种不同，车间布局和生产环境要求则不同，图3－4所示为液体制剂车间生产环境。

做一做 查阅GMP关于生产环境的规定，写出口服液体制剂配液岗位、口服固体制剂中制粒岗位、压片岗位对生产环境的要求。

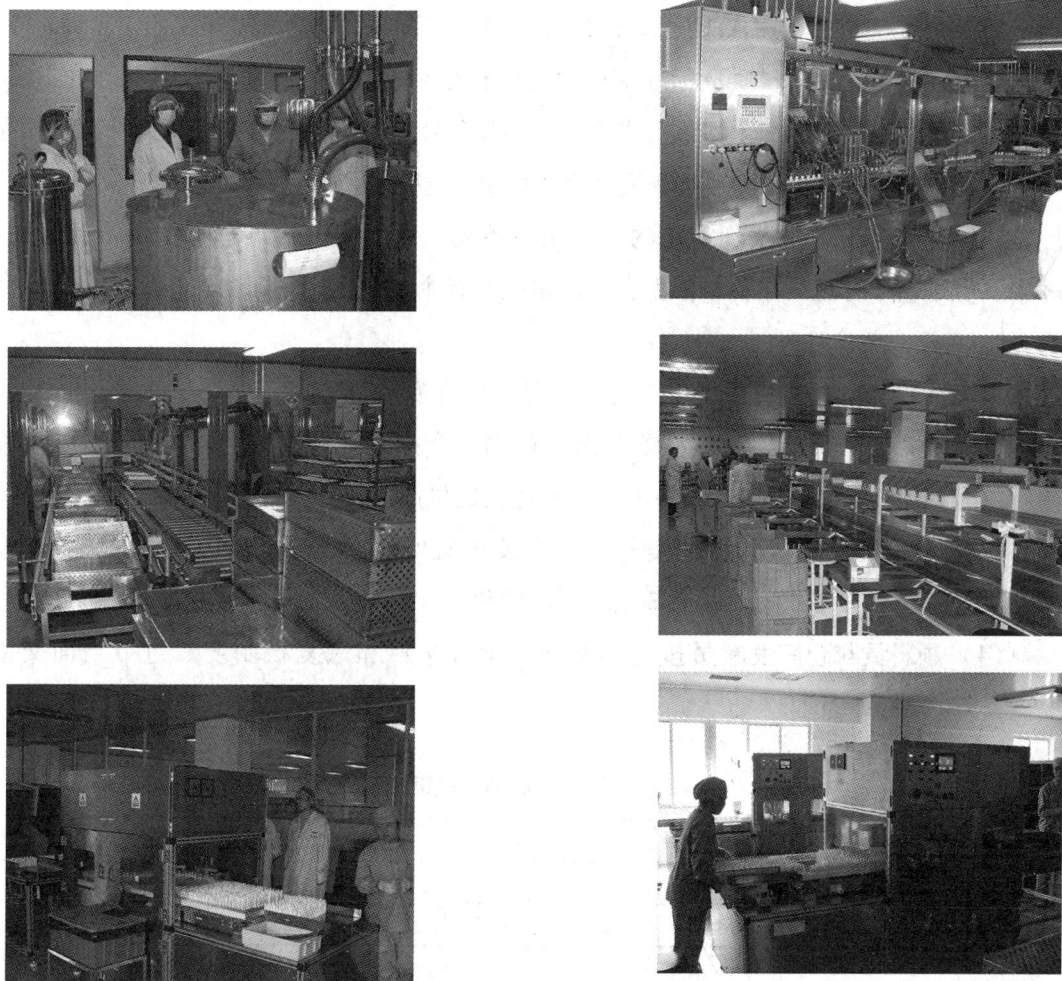

图 3 - 4 液体制剂生产环境

（三）车间工作流程举例

1. 生产指令的审核、发布

是指所有有关药品生产的书面指令和记录的总称，生产指令包括批生产指令和工序指令。批生产指令由生产部工艺员或经理编制、下达，并随生产进程传递到生产的每一个工序和岗位。生产指令的审核、发布程序如下。

（1）生产部工艺员根据生产计划提前三天开具某一产品的生产指令单（表 3 - 3）。①指令的内容包括：产品名称、规格、批量、批号；原辅材料的名称、实际用量；②对原、辅材料的要求在备注栏内清楚注明；③生产指令单一式二分，由开具的工艺员签字后交生产部负责人审核。

（2）生产部负责人对生产指令在 4 小时之内审核后，由工艺员送质保部审核。

（3）质保部审核程序：①质保部接到生产指令后，先由 QA 监督根据生产计划、产品工艺规程、所用原辅材料质量标准审核原辅材料是否检验合格，各项计算是否正确；QA 监督员审核无误签字后交质保部负责人；②质保部负责人审阅后签字；③质保部审核在一个工作日内完成审核后由 QA 监督员将生产指令单送回生产部。

（4）生产部工艺员收到审定的生产指令单后，送生产车间经车间主任审阅后签字，其中一份送仓库管理员作备料依据，另一份生产指令单留生产车间。

2. 领料、发料程序

（1）生产车间领料员根据生产指令填写"领料单"，并送至仓库。

（2）仓库管理员接到"领料单"后，根据生产指令复核"领料单"，分别在"领料单"、生产指令上填写实发数，并由车间统计员送生产部统计员进行复核签字返还仓库。

（3）仓库管理员指定专人根据生产指令按《脱外包装岗位操作法》将原辅材料按质按量准备好，存在暂存间，并通知生产车间领料。

（4）领料员与仓库发料员按《领料岗位操作法》和《复核制度》进行当面交接清楚，并双方签字认可。

表3-3 药品生产指令

产品名称	批号	规格	批量	配制日期
原、辅、材料 名称	领用量	生产厂家	编码批号	检验单编号

备注：

生产部工艺员： 质量监督员： 领料员：

生产部负责人： 质保部负责人： 发料员：

3. 生产程序

以片剂生产为例，其生产程序如下。

（1）制粒：生产车间工艺员按批生产指令，通过计算和复核后，下达投料、制粒工序岗位指令，制粒岗位操作人员将经过复核的物料实施投料，采用一步制粒机制得干颗粒，经分样筛整粒，所得颗粒由车间化验员（QC）抽检测定水分含量，合格后进入总混。

（2）总混：工艺员通过计算确定其他原料和辅料的用量后，下达总混工序指令，总混操作人员按工序指令将颗粒和其他物料混合均匀。总混后的物料经车间化验员（QC）抽检，测定水分含量，合格后经质量管理员（QA）复核进入压片。

（3）压片：工艺员根据测得的水分含量进行片重计算，经质量管理员（QA）复核，下达压片工序指令，压片操作工根据压片指令进行压片操作，操作人员在压片过程中按规程进行片重、硬度等项目的质量控制。所压得的片剂经车间化验员（QC）抽检，测定平均片重、含量、崩解时限等项目，合格后进入包衣。

（4）包衣：检验合格的片芯经质量管理员（QA）复核后，工艺员下达包糖衣工序指令，包衣工进行包衣操作。所得的糖衣片，经车间化验员（QC）抽检，测定平均片重、含量、水分、崩解时限等项目，合格后经（QA）复核后，进入包装。

各操作岗位人员必须按"岗位职责"要求，严格执行"岗位标准操作规程"、"设备安全操作规程"。

4. 包装指令的审核、发布与药包材的领发程序

批包装指令是药包材领发、包装操作的依据。批包装指令的审核、发布和药包材的领发程序如下。

（1）生产部工艺员在成品检验合格后，根据生产计划及作业安排开出产品批包装指令。指令的内容应包括品名、批号、规格以及所要领用的包装、材料的数量（表3-4），指令一式二份。

（2）由生产部经理（或副经理）复核、在四小时内复核完成，交由质保部质量监督员及负责人复核审定、签字。质保部在一个工作日内完审核后，将包装指令退回生产部。

（3）生产部工艺员收到审定的包装指令后，送车间主任审核签字，一份送仓库，作为仓库保管员备料依据，另一份存生产车间。

（4）仓库保管员根据包装指令进行备料：①将所用内包材料的外包装清洁室用吸尘器或抹布清除其灰尘；②在脱外包装室脱去外包装，放在干净的容器内，必要时请留盛装单，写明品名、数量、批号、规格等；③按不同的品名、规格、批号堆放整齐。

（5）在备料工作完毕后，由仓库保管保管员通知生产部领料，领料按《领料岗位操作法》进行领发料。

表 3 – 4　包装生产指令

品名		批号		批量	
内包装日期	Mg/片（粒）× 片/瓶（板）	外包装规格			瓶（板）/中盒× 中盒/件
内包装日期		外包期			
包装材料名称	指定领用量	生产厂家		编码、批号	
备注：					
生产部工艺员：		质量监督员：			
生产部负责人：		质保部负责人：			
内包材料领用人		外包材料领用人			
发料员		发料员			

5. 包装过程

领料员将药包材领回车间，经班组管理人员进行复核无误后，工艺员下发工序指令（如：印纸箱、印盒子、标签的生产日期、批号、有效期等），包装岗位人员按规程实施内包装、外包装。成品经质检科抽检合格、办理相关手续后入库。

想一想　（1）批生产指令、批包装指令的审核、发布程序对药品生产质量控制有何意义？

（2）在药品生产过程中，如何保证药品的质量？

二、药品营销业务

市场营销是致力于通过交换过程以满足人类需要和欲望的活动。药品市场营销则是在有关的药品管理法律、法规制约下，对药品所进行营销活动。这些营销活动包括了对医药市场、医药产品、药品价格、医药商品分配渠道、医药产品的推广销售和各种劳务（包括售后服务和各种信息反馈）的提供并研究其策略，以促进药品的生产、新产品的开发，提高经济增长的质量和效益，适应防病、治病、诊断及计划生育的需要，为人类的健康服务。

因此企业如何把药品有效、快速地传递到消费者手中，实现其使用价值，是药品营销工作的一个重要环节，也是药品医药商品购销员的基本工作之一。

（一）药品营销渠道简介

1. 营销渠道的类型

如图 3－5 所示，医药营销渠道的类型主要有五种：①医药生产者→医药零售药店或医院→个人消费者；②医药生产者→代理商→医药零售药店或医院→个人消费者；③医药生产者→代理商→医药商业批发公司→医药零售药店或医院→个人消费者；④医药生产者→医药商业批发公司→医药零售药店或医院→个人消费者；⑤医药生产者→个人消费者。

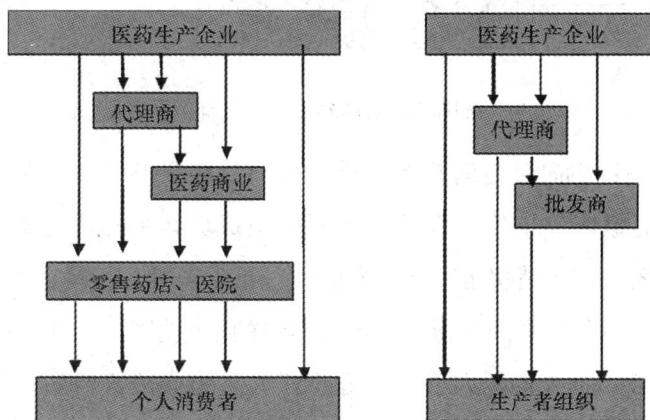

图 3－5　医药产品营销渠道的类型

医药工业品的销售渠道则有四种类型：①生产企业医药→生产单位；②生产企业→代理商→医药生产单位；③生产企业→代理商→医药批发商→医药生产单位；④生产企业→医药批发商→医药生产单位。

2. 中间商的作用

中间商是通过医药商品买卖或提供服务来促成医药商品流通的经济组织，通常指进行医药产品代理、批发和零售的专业医药公司或医疗单位，它是联系生产和消费的中间环节，故习惯上称为中间商。

市场中有中间商和没有中间商的情况如图 3－6 所示。可见有了中间商的存在，极大地简化了销售渠道机构，减少了交易次数，从而减少了社会资源的浪费。

3. 中间商的类型

（1）医药批发商：指专门从事药品批量销售的中间商，由各类医药商业经营批发企业组成。其主要特点是：①药品流通的起点和中间环节；②销售对象是医药单位、其他批发商、医药零售商和生产企业等间接消费者；③交易有一定的数量起点，交易次数少、批量大，多以非现金结算为主。

81

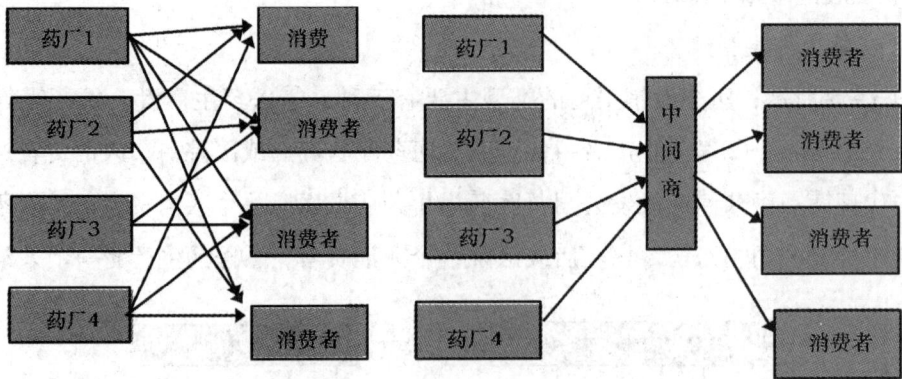

图 3-6 市场有中间商和没有中间商的情况对比

（2）医药零售商：指向最终消费者提供医药商品和服务的中间商，在我国目前由各种药品零售药店和各级医疗单位（医院、诊所）组成。其主要特点是：①药品流通的最终环节；②销售对象是直接消费者；③经营特点是批量进货、零星销售，交易次数多，金额小；④经营场地与服务质量的高低，对药品销售的影响很大。

（3）医药代理商：指受委托人委托，替委托人采购或销售药品并收取佣金的一种中间商，一般由医药商业公司或个人组成。代理商与批发商的区别在于它不拥有药品的所有权。

（二）处方药与非处方药的销售渠道

处方药是指凭执业医师和执业助理医师处方可购买、调配和使用的药品。非处方药（OTC）是指由药品监督管理部门公布的，不需要凭执业医师和执业助理医师处方，消费者可以自行判断、购买和使用的药品。

处方药与非处方药的营销渠道有明显区别。

1. OTC 的销售渠道

OTC 的销售渠道主要有：①医药生产企业→医药零售药店→个人消费者；②医药生产企业→代理商→医药零售药店→个人消费者；③医药生产企业→代理商→医药商业批发公司→医药零售药店→个人消费者；④医药生产者→医药商业批发公司→医药零售药店→个人消费者。由于 OTC 药品与普通百姓生活联系较为密切，大多数可以自我诊断与自购自用，因而社会零售药店就是其主要的销售场所。因而 OTC 药品销售的关键之一就是寻找尽可能多的零售药店，拓展消费者与药品的接触范围。

2. 处方药销售渠道

处方药的销售渠道有：①医药生产者→医疗单位→个人消费者；②医药生产者→

代理商→医疗单位→个人消费者；③医药生产者→代理商→医药商业批发公司→医疗单位→个人消费者；④医药生产者→医药商业批发公司→医疗单位→个人消费者。

显然与 OTC 的销售渠道相比，处方药的销售渠道与 OTC 有许多相似之处，主要差异在于将渠道中的零售药店换成了医疗单位。虽然只是简单地变换了最后销售的地点，但由于这两种中间商类型功能与作用的不同，其销售类型、促销工作的内容与方法等都有根本的区别。

想一想　处方药与 OTC 的销售类型、促销工作的内容与方法等为何有根本的区别？

（三）医药代表简介

1. 医药代表的角色定位

药品是一种特殊的商品，与普通消费品的区别在于：①普通消费者对于每种药的药效、药性知之甚少，几乎没有判断力；②消费者要购买的药品不是随处可以买到；③消费者也不全部由自己决定购买什么药品，药品的购买决策者及最终使用者的角色可能是分离的，决策者可能是医生（如处方药），也可能是药品的营业员（如 OTC），而患者才是药品的使用者。

显然，医院和药店都是药品销售的终端，但对于药品这种特殊商品而言，销售商需要一个沟通药品性能与药品购买决策者（医生、营业员及消费者）的点。这个点就是医药代表。

2. 医药代表的工作特点

根据医药代表工作的对象不同，医药代表可分为医院代表和 OTC 代表。

（1）医院代表：既是药品在医院的说明人以及医生处方的推动人，同时又是销售渠道的疏通人。医院代表的工作对象是医生，工作内容是向医生推介药品的性能特点，以便医生开处方时能恰当地选择更合理的用药方案。因此医院代表的业务有五大特点：①医药代表大多需要医药教育的相关背景；②一个医药代表的工作覆盖面比较局限，一般不会超过 10～20 家；③医药代表的工作重心在点而不在面，即产品的特性对工作目标的选择起决定性作用；④医药代表的工作成果回报所需的周期较长。

（2）OTC 代表：OTC 的购买决策者是消费者。药品的特殊性决定了消费者在购买药品时仍然需要专业人士的指导，只是这种指导和医师对患者的绝对权威相比，对消费者的影响要小得多。如何使每一个消费者了解并选择自己代理的OTC药品，是OTC代表工作的关键。因此，OTC代表的核心任务是：①铺货，即在限定时间内根据公司的要求，将产品销入所有药店，并摆上柜台；②陈列，即将销入药店的药品尽快从库房中转到柜台，并按一定的要求摆放；③店员培训，即通过开展店员的培训，增加店员对产品的推荐率。

想一想 你对医院代表或OTC代表工作有兴趣吗？你认为需要具备什么样的素质和能力，才能成为一名优秀的医院代表或OTC代表？

三、药品批发业务

（一）业务机构

医药公司根据职能或业务范围设置业务机构，通常设置采购部、储运部、销售部、质量管理部、财务管理部和综合管理部。

（二）岗位职责

1. 质量管理部

质量管理部简称质管部，是行使质量管理职能的机构，对公司药品质量有裁决权。主要职能是：负责起草企业药品质量管理制度，并指导、督促制度执行；负责首营企业和首营药品品种的质量审核；负责建立药品质量档案；负责药品质量查询，质量事故或投诉的调查、处理及报告；负责药品入库质量验收；指导和监督药品保管、养护和运输中的质量工作；负责质量不合格药品审核，对不合格药品处理过程实施监督；负责收集和分析药品质量信息；协助开展质量管理方面的教育或培训。

质管部下设质量验收组（员）和养护组（员）。

（1）质量验收组（员）：坚持"质量第一"的原则，严格履行质量否决权，对验收质量不合格药品予以拒收；负责在规定的区域、场所及时限内，按照法定和合同规定的质量条款对购进药品、销后退回药品的质量进行逐批验收；检查验收时对药品的包装、标签、说明书及药品合格证等有关证明文件进行逐一检查；按规定要求进行抽样检查，并保证抽取的样品具有代表性；做好验收检查记录，并对记录的真实性、完整性负责；负责按

GSP 要求对采购药品及销后退回药品进行验收，必要时进行抽样检验；负责与仓储部门办理验收合格药品的入库交接手续。

（2）质量养护组（员）：按照企业的有关规定，对储存药品及储存环境实施有效的养护管理，确保药品储存质量；指导保管人员对药品进行合理储存；检查在库药品的储存条件，配合保管人员进行仓库温湿度等储存条件和管理；对库存药品进行定期质量检查，并做好检查记录；对中药材和中药饮片按其特性采取干燥、降氧、熏蒸等方法养护。

2. 采购部

负责按计划从合法企业渠道购进合格、质量可靠的药品。

3. 储运部

负责按管理规范要求，完成药品的入库、储存、养护和收发工作，保证药品运输质量，按时按计划运输药品。

4. 销售部

负责审核购货单位的合法性，依法销售药品，做好销售记录。

5. 综合部

负责指导、协调、监督药店工作，负责公司机构设置、人员安排和培训，制度执行检查、文件的打印、收发、存档工作；负责设施设备的配套及维修工作；负责水电设施的配套维修工作。

6. 财务部

负责药品经营核算工作，对业务经营部门进行监督，为业务发展提供依据。

四、药房业务

（一）工作内容与人员配置

药房是药品流通过程的最后一个环节。通过药房工作人员的服务，药品到达患者手中并被患者使用，从而结束药品的流通过程。

药房分医院药房和社会药房两种，其工作重点、人员配置、业务流程有一定区别（表3-5）。

表3-5　医院药房与社会药房的对比

类别	医院药房		社会药房	
工作内容	调配医师处方	药品保健服务	推介适宜药品	调配医师处方
工作重点	准确执行正确的医师处方，监督临床药品的合理使用	承接用药咨询，提供药品服务，降低用药成本，提高用药疗效	解答顾客健康疑难问题，在非处方药范围内推介适宜药品	准确地执行正确的医师处方，监督临床药品的合理使用
人员配置	药师、调剂员		质管员、营业员、处方审核员、验收员、养护员	
业务流程	准备→收方及审查→配方→发药	收集记录信息→明确治疗目标→制定用药方案→监测方案实施→评价治疗效果→修订治疗方案	营业准备→接待顾客→明确需求→实施推介（或处理顾客疑难）→成交→收款→开票→交货→送客记录	准备→收方及审查→配方→发药

（二）零售药店岗位职责

药店负责人负责零售药店从公司购进药品和销售合格药品。药店的主要工作岗位由营业员和药师共同完成。各岗位工作内容与药师及调剂员的工作相似，但业务方式与医院药房明显不同。为保证药品质量，药店通常设兼职的质管员负责制定和完善药品质量管理工作制度和各项质量管理制度，并监督制度的执行。营业员负责依法正确、合理销售药品。处方审核员负责处方审核，保证安全有效。验收员负责对公司配送的药品进行质量验收。养护员负责对在店药品进行养护检查。

五、药品检验

药品检验是指通过各种科学、有效的方式对药品的质量进行检定和检测。药品质量检验是检验员（或化验员）的基本工作职责。

（一）监督检验

药品检验所通过药品的检验与检查的手段进行质量监督。根据检验目的与处理方法的不同，药品检验分抽查式检验、委托检验、复核检验、技术仲裁检验和进出口检验等。

1. 抽查性检验

简称抽验，指药品检验所授权定期或不定期地对药品生产、经营企业和医疗机构的药品质量进行抽样检查。抽验的重点是需要量大、应用范围广、质量不稳定、贮存期过长、易混淆、易变质、外观有问题的药品及各级医疗机构自制制剂。通过抽验发现药品质量问题和倾向，并及时处理，从宏观上对药品质量进行控制，督促企业、事业单位严格按照药品标准生产、经营、使用合格药品。抽验是一种强制性检查，抽验结果由药品监督管理部门发布《药品质量检验公报》。

2. 委托性检验

药品监督管理部门委托药检所或因企业不具备检验技术条件而委托药检所检验均为委托性检验。

3. 复核性检验

指对原检验结果进行复核，也称为复验。其目的是为了证明原检验的数据和结果的可靠性和真实性，以确保药品的质量。研制新药或仿制药品、评定优质药品、鉴定新工艺等，向上级主管部门报批前，均应送药检所进行复核检验。

4. 技术仲裁检验

指判定、裁决有质量争议的药品，保护当事人正当权益的检验。

5. 进出口检验

指对进出口药品实施的检验，通常由口岸药检所按进出口合同进行检验。

（二）检验业务内容与操作程序

1. 业务内容

根据检验业务内容不同，药品检验通常分为中药检验、药品生物检验、药品定量分析及制剂常规项目检验等，其检验目的、范围与方法均有所不同（表3-6）。

表3-6 不同类型的药品检验

分类	业务内容	业务范围	检验方法
中药检验	对中药材真伪、优劣进行鉴别，对中成药质量进行检查	中药材、中药制剂	形态观察，成分定性、定量分析
生物检验	检测生物药（制）品的含量、效价，检查一般药品的卫生学质量	生物药（制）品、抗生素、血液制品、一般药品	生物培养、动物实验、基因分析
定量分析	对化学药品原料及其制剂中药物及杂质进行定性和定量	化学药品原料、中间体、制剂	仪器分析法、化学分析法
制剂检验	对成品制剂的物理性状进行检查	各类药品的成品制剂或中间体	外观检查，仪器检测

2. 操作程序

药品检验在各类药品化验室内完成，在配备应有的检验设施与设备条件下，化验员的工作程序是：识别任务要求（包括检验目标、检验范围、检验项目、检验标准）→准备→取样与留样→检验与检测→记录检验过程→判断检验结果→出具检验报告→清理检验场所→文件归档。

检验业务内容不同，工作中仅任务要求与检验、检测方法不同，其他环节基本相同。

六、中药种养与加工

中药是指在中医基础理论指导下用以防病治病的药物，也称为传统药。包括中药材、中药饮片、中成药三个大类。

（一）中药材的种养

中药材指药用植物、动物、矿物的药用部分采收后经产地初加工形成的原料药材。大部分来源于植物，药用部位有根、茎、花、果实、种子、皮等。药用动物来自动物的骨、胆、结石、皮、肉及脏器。由于医药的发展、科技的进步，药物需求量日益增长，野生动植物药材已不能满足人们的需要，便出现了人工栽培植物和家养动物的品种。

药材是通过一定的生产过程而形成的，影响药材产量与质量的因素有：药用动植物的不同种质、不同生态环境、不同栽培和养殖技术、采收、加工方法等。由于多方面原因，我国中药材生产存在一些问题，如种质不清，种植、加工技术不规范，农药残留量严重超标，中药材质量低劣，抽验不合格率高，野生资源破坏严重等。

为提高中药材质量，我国从 2002 年 6 月 1 日起实施《中药材生产质量管理规范（试行）》（GAP），从产地生态环境、种质和繁殖材料、药用植物栽培、药用动物养殖管理、采收与加工、包装、运输与贮藏、质量管理、人员与设备、文件管理及规范用语等十个方面对中药材的种养加工质量进行规范化管理。

（二）中药饮片加工

中药饮片是指取药材切片作煎汤饮用之义。饮片有广义与狭义之分。就广义而言，凡供中医临床配方用的全部药材统称为饮片。狭义而言则指制成一定规格的药材。如片、块、丝、段等。

中药饮片大多由中药饮片加工企业提供。各岗位设置与业务流程要求与制剂生产相似。

实验与实训 社会调查

1. 内容与要求

拜访 10 名药品业内人士，了解他们的职业名称、工作内容、工作方法，请他们谈谈从事该项工作需要什么素质和能力及自己的工作体会。

2. 工作记录

自己准备记录表格或记录本。

3. 小结

（1）试一试：通过与 10 名业内人士的交谈（谈话记录见表 3-7）。总结一下他们的共同特点，说说你的感想。

表 3-7　与专业人士的谈话记录

姓名	工作单位	职业	职务
主要工作内容			
主要工作方法			
能力、素质要求			
工作体会			
自己的评价			
备注	日期：　　年　　月　　日		

（2）做一做：你对自己今后的学习、工作有什么想法？打算怎样实现自己的目标？试填写调整专业申请表（表 3-8）。

表 3-8　调整专业申请表

姓名		班别
学号		原来所在专业
调整专业的个人申请		
家长意见	家长签字：	
班主任意见	签字：	
招生与职业指导科意见	签字：	
教务科意见	签字：	
学生科意见	签字：	
校领导意见	签字：	
可选专业	药剂、中药、中药（中药材生产专门化）、制药工艺、药品营销、物流管理、电子商务、生物制药、精细化工（日用品方向）、药物分析检验、化学工艺。	

89

第四节 职业技能鉴定

一、基本概念

(一) 技能

指人在意识支配下所具有的肢体动作能力。智能是构成技能的重要因素，只有通过智能的提高才能实现技能的提高。

(二) 职业技能

1. 职业技能

指人在职业活动范围内需要掌握的技能。通常以是否与就业活动相关来界定。

人的技能结构层次上最外端的表现形式是动作能力，按动作划分为言语技能和肢体技能两大类。由于现代社会经济结构变化和技术进步的因素，人的劳动就业方式发生很大变化。在许多项目策划、组织管理、技术研发和自动化控制的工作岗位上，人的职业技能更多的是靠知识的运用、信息的掌握和人际关系的协调。这种形式的技能被人们称之为心智技能。心智技能的出现，反映了在新的经济条件下职业技能的变化。

职业技能有三大特点：一是职业技能的养成与知识的学习截然不同。知识可以在课堂上进行讲授或灌输，而技能一定要在具体工作实践中或模拟条件下的实际操作中进行和培养。二是职业技能一旦掌握一般不易忘却，但高水平的技能需要在有意识的实践和培训中，经过反复训练才能巩固和提高。三是各种职业性质及其技能形式有差别，但职业本身没有高低贵贱之分。各种职业技能水平的高低不取决于它处在能力结构层次的什么位置，或采取什么表现形式。决定某一职业技能水平的高低主要取决于以下几个因素：一是该项技能中所包含智能成分的比例大小；二是该项技能所使用工具或手段的复杂程度、技术含量和复合性成分；三是掌握该项技能的难易程度。一般来说，某种职业技能水平的等级越高，其工作职责和服务范围越大，其控制的系统和工具越复杂、对劳动者的智力和工作经验的要求越高，同时也需要更加严格的培训和长期的实践训练。

2. 职业技能鉴定

指按照国家规定的职业标准，通过政府授权的考核鉴定机构，对劳动者的专业知识和技能水平进行客观公正、科学规范地评价与认证的活动。

职业技能鉴定属于标准参照性考试，也称为水平考试或达标考试。同时也属于综合性社会考试，鉴定的对象是劳动者，其社会分工和行业分布涉及所有职业领域，并覆盖了各种性质的企事业单位，包括政府机关、教育和研究部门以及军事机构等。

职业技能鉴定有以下三个特点：一是以职业活动为导向。建立一个以职业活动为导向、以职业技能为核心的职业标准体系是保证职业培训和技能鉴定工作适应社会经济发展需要的前提。二是以实际操作为主要依据。对职业或工作岗位来说，重要的不是你知道什么，而是你会做什么。而要证明你的实际工作能力，最直接有效的方式就是在你的工作现场，靠你的实际表现来证明自己。这种鉴定考核的思路和方式是考试本质的回归。职业技能鉴定虽然强调工作现场的实际表现，但进行鉴定时，通过模拟工作条件下的考核、符合实际工作任务要求的操作或正式上岗前的实习等方式也都可以达到同样的效果。三是以第三方认证原则为基础。我国的职业技能鉴定和职业资格证书制度上贯彻第三方认证模式，首先确定了要由政府部门负责管理、指导和监督。在《劳动法》中明确规定了由政府批准的技能鉴定机构，而不是由政府行政部门直接进行操作。由于这种技能鉴定机构在组织、职能和利益上独立于用人单位和劳动者，能代表劳动力供需双方或社会的共同利益，在认证方式和考试技术上具有一定权威性，并且能建立起一个调试统一的质量保障体系。

3. 职业资格证书

职业资格证书是反映劳动者专业知识和职业技能水平的证明，是劳动者通过职业技能鉴定进入就业岗位的凭证。

我国职业资格证书等级体系结构见图 3 - 7。国家职业资格证书是以国家法律为依据的，它实行的是靠一座座权威力量推行的管理模式，是我国国家人事制度的重要组成部分。

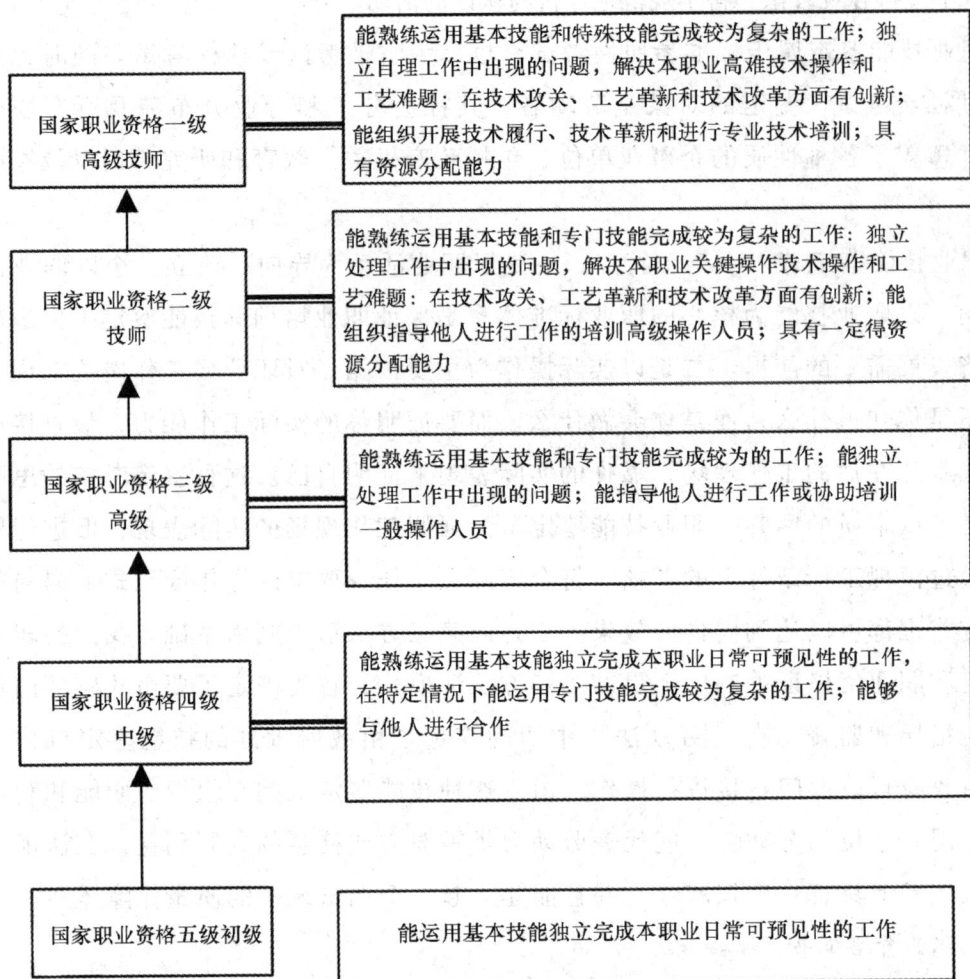

图 3 - 7　职业资格证书等级结构示意图

二、职业技能鉴定的基本内容

（一）国家职业标准

按照标准化对象，通常把标准分为技术标准、管理标准和工作标准。工作标准是指对工作的责任、权利、范围、质量、程序、效果及检查方法和考核办法所制定的标准，一般包括部门工作标准和岗位（个人）工作标准。

国家职业标准属于工作标准。国家职业标准是在职业分析的基础上，根据职业（工种）的活动内容，对从业人员的规范性要求。它是从业人员从事职业活动，接受教育培训和职业技能鉴定以及用人单位录用、使用人员的基本依据。国家职业标准由劳动和社会保障部组织制定并统一颁布。

国家职业标准的内容结构如图3-8。

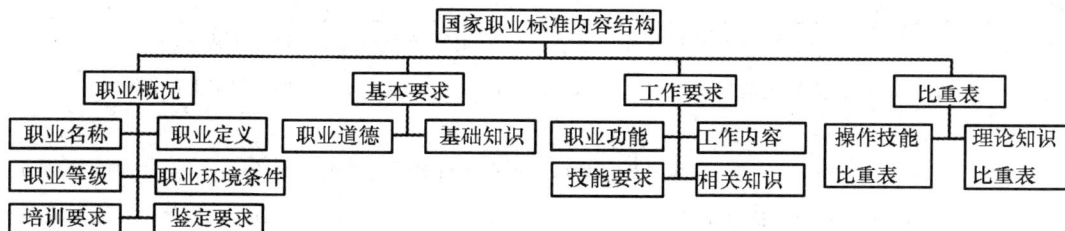

图3-8　国家职业标准的内容结构

国家职业标准在整个国家职业资格体系中，起着重要的导向作用。它引导职业教育培训、鉴定考核、技能竞赛等活动。职业标准同时也是职业教育课程开发的依据。职业培训与职业教育的课程按国家职业标准进行设置，能保证职业教育紧密联系生产和工作需要，使更多的受教育者和培训对象的职业技能与就业岗位相适应。

（二）职业技能鉴定的命题

1. 特点

职业技能鉴定考试是标准参照性考试，这种性质决定了职业技能鉴定的命题具有以下特点：一是命题内容应以国家职业标准为依据，反映具体职业对从业人员的现实要求；二是命题方法应遵循标准参照测验的命题技术规则，使试题、试卷具有内在的水平统一和范围适用性。

2. 命题的基本要求

（1）能够反映职业标准确定的考核内容范围与水平的鉴定内容目标体系——以鉴定命题考核标准为代表。

（2）能够刻画试题内容与职业标准间关系的技术指标体系——以合理技术标准为代表。

（3）能够保证命题过程达到相应技术的合理要求水平，并按照这种步骤和严格规定的试题内容与形式要求编制试题——以统一规范的试题资源为代表；能够保证试卷内容与职业标准间确切映射关系的规则——以专门的组卷模型和试卷模板为代表。

3. 理论知识考试的题型特点

理论知识试题按提问方式划分的题型见表3-9。

表 3-9 试题题型

题型名称	提问形式	应答要求	特点
填空（A）	由一个意义完整、但其中有一个关键性词语空缺的句子构成。有多种变式	要求由考生填写出该词语，以保证整体句义完整、含义正确	适合于概念、术语、特定事实或特定步骤等内容
选择（B）	由一个意义完整、但其中有一个关键性词语空缺的句子或段落，和相应的 3~5 个供选择项共同构成。有多种变式	要求考生在所给出的选择项中选择一个唯一正确的、或最佳的一项填入句中，使整体句义完整、含义正确	有统一的评分标准，测量功能强、抗干扰强，达到或超过 4 个以上的选择项使猜测机率低，可以考查记忆、理解、应用、计算、证明、推理等多种理论知识，可以实现自动阅卷
判断（C）	由一个语义正确陈述句或命题构成	要求考生按照理论知识对该陈述句或命题的内容是否正确作出真伪判断	命题效率高，考生作答容易，文字占用卷面篇幅少，整体组合后可考核的内容覆盖面较大
简答（D）	由一个直接提问句构成，一般是提问内容、特点、过程、步骤等方面中	要求考生以条目型要点方式回答	命题效率高，对回答的内容基本上有限制，能够专门了解考生对有关内容要点的掌握情况
计算（E）	由在给出计算条件下的计算要求提问构成	要求考生按照计算要求计算出正确结果	能够专门考核考生对特定计算过程、有关公式和算法的掌握情况
论述（F）	一般由一个论题性提问句构成	要求考生按照提问内容自己构思和表达，并常常要求有叙、有议，有论点、有论据	能够考查考生对某一领域知识的综合理解和应用能力，特别是对复杂理论及其应用的掌握情况

4. 操作技能考核的核心内容

命题操作技能考核是职业技能鉴定的核心内容，是区别于其他国家考试制度的突出特征。操作技能考核试题包括如下基本内容。

（1）准备要求：完成本试题要求的操作所需要准备的前提条件，如材料、量具、设备及相应的其他准备条件，一般分鉴定机构准备要求和考生准备要求两部分。

（2）考核要求：主要包括本试题分值、考核时间、考核具体要求和不定项说明。考核具体要求一般采用鉴定点下统一的考核要求，如有特殊需要，可进行补充。

（3）配分与评分标准：一般采用鉴定点下统一的配分与评价标准，如有特殊需要，可在此进行补充。

三、考务工作

根据职业技能鉴定的实施程序，考务管理工作的主要内容包括：制定鉴定实施计划及发布鉴定公告、报名管理、考场管理、人员管理、试卷管理、鉴定实施过程管理、阅卷评分、职业技能鉴定信息统计和收费管理等。

（一）制定实施计划和发布鉴定公告

1. 实施计划

各省、自治区、直辖市的鉴定工作计划，由省级职业技能鉴定指导中心根据本地区、本行业的实际工作，结合本地区、本行业鉴定所（站）的具体工作条件和技术准备情况，以及社会、企业和劳动者的需要来制定。

鉴定工作计划应包括以下内容：①鉴定人员和职业（工种）预测；②鉴定范围，包括职业（工种）名称、职业（工种）定义和适用范围；③鉴定标准，包括鉴定范围所列的职业（工种）在实施鉴定时所依据的国家职业标准、职业技能鉴定规范，实施工作中采用的主要鉴定考核方式；④鉴定工作日程总体安排；⑤工作事项说明，包括工作程序和重要事项的说明等。

2. 鉴定公告职业技能鉴定通常实行定期鉴定制度

由省、行业部门职业技能鉴定指导中心根据鉴定工作计划，安排鉴定公告的发布。

鉴定公告的内容包括：①职业（工种）名称、级别和适用范围；②各职业（工种）的考试标准、方式和使用的职业技能鉴定规范版本；③报名时间期限、报名资格条件和手续，收费项目和标准。

（二）报名管理

1. 考生申报

职业技能鉴定的申报一般以自愿为原则。企业、事业单位的职工可根据企事业单位具体要求和岗位需要参加鉴定。

职业技能鉴定对象主要包括：①职业学校、职业培训机构和社会举办的职业培训范围的毕（结）业生，凡是需要进行技术等级考核的职业（工种），都应参加职业技能鉴定；②企业、事业单位的职工以及社会各类人员，根据需要自愿申请职业技能鉴定。

申请鉴定的单位或个人可向相应的职业技能鉴定指导中心申报。职业技能鉴定指导中心也可以授权职业技能鉴定所（站）接受报名。申报人员在报名时应出示本人签证、培训毕（结）业证书、《职业资格证书》及工作单位劳资部门出具的工作年限证明，填写职业技能鉴定申报表。

2. 资格审查

考生申请参加职业技能鉴定需要具备一定的资格条件。考生应当按要求在从事本职业规定的工作年限后，或接受规定的正规职业教育培训，掌握了相应的专业技术知识和操作技能后申报。

职业技能鉴定的资格审查主要依据《国家职业标准》中规定的申报条件进行。

3. 考生报名登记表

资格审查合格的考生，需由职业技能鉴定所（站）登入考生报名登记表。登记表应反映考生基本情况、鉴定类别、报考的职业（工种）和等级以及根据规定的考试编排规则产生的准考证号。

考生报名登记表按职业（工种）级别分类汇总，成为组织考试和管理的原始依据，也是考场安排、试卷发放、考评人员配置等工作的依据。

（三）收费管理

按国家有关规定，申报参加职业技能鉴定的，均应交纳鉴定费用。职业技能鉴定费用支付项目是：组织职业技能鉴定场地、命题、教务、阅卷、考评、检测及原材料、能源、设备消耗的费用。职业技能鉴定收费标准按有关规定收取。

实验与实训　模拟申报职业技能鉴定

1. 目的

为实际进行的职业技能鉴定进行模拟训练。

2. 要求

掌握职业技能鉴定的程序与要求。掌握申报信息的收集和处理。

3. 操作

（1）鉴定公告：根据有关部门的职业鉴定工作计划，拟于　　　年　　月　　日－
日期间进行药物制剂工中级工的职业技能鉴定。

根据《中国职业分类大典》规定的职业技能标准，药物制剂工是指从事药物制剂的生产人员。职业特征为手指、手臂灵活，色、味、嗅、听等感官正常，具有一定观察、判断、理解和表达能力。基本文化程度要求毕业或具有同行学历。

鉴定工作适用于从事或准备从事本职业的人员。具备以下条件之一者可以申报中级药物制剂工的职业技能鉴定：①取得本职业初级职业资格证书后，连续从事本职业工作3年以上，经本职业中级正规培训达到200标准学时并取得毕（结）业证书；②取得本职业初级职业资格证书后连续从事本职工作5年以上；③连续从事本职工作7年以上；④取得经劳动保障行政部门审核认定的、以中级技能为培养目标的中等以上职业学校药学专业毕业证书。

鉴定方式分理论知识考试和技能操作考核。理论知识考试采用闭卷笔试方式，技能操作采用现场实际操作方式。理论知识考试和技能操作考核均实行百分制，成绩皆达60分以上者为合格。

理论考试考评人员与考生配比为1：20。每个标准教室不少于2名考评人员；操作考试考评人员与考生配比为1：5，且不少于3名考评员。理论考试时间为120分钟，技能考核时间为90分钟。

报名时间：　　　年　　　月　　　日 -　　　月　　　日。

报名地点：

收费：根据有关部门审核，本工种职业技能鉴定收取报名费 元，操作技能考评材料费　　　元，工本费　　　　元，辅导费　　　元，共计　　　元。

特此公告。

＊＊＊＊＊＊职业技能鉴定所

　　　年　　　月　　　日

（2）国家职业技能鉴定申报表（表3-10）。

表3-10 国家职业技能鉴定申报表

姓名		性别		出生年月	
文化程度				本人身份	
身份证号码					
工作单位				电话	
单位地址				邮编	
参加工作时间					
		原职业（工种）			
原技术等级				原证书编号	
申报职业（工种）					

97

申报工种工龄		申报等级	
个人工作简历			
鉴 定 机 构	鉴定工种		
	鉴定等级		
	理论成绩		
	实操成绩		

　　　　盖章　　　　　　　　　　　　　　　　　盖章　　　　　　　盖章

　　年　　月　　日　　　鉴定指导中心　　　单位或培训机构　　年　　月　　日

　　　　　　　　　　　　　　　　　　　　　　年　　月　　日

（3）职业技能鉴定考生报名登记表（表3-11）。

表3-11　职业技能鉴定考生报名登记表

序号	姓名	性别	出生 年月	身份 证号	文化 程度	工作 单位	准考 证号	申报工 种工龄	本人 身份	鉴定 类别	鉴定职 业工种	鉴定 等级

鉴定所（站）负责人：　　　　年　　月　　日　职业技能鉴定指导中心（盖章）：

年　　月　　日

（韦超）

第四章　药品基本知识

第一节　药品及其相关术语

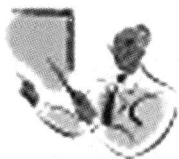

小资料：

去年，小张着凉感冒时，头晕、鼻塞、流鼻涕，喉咙痒，医生开了板蓝根颗粒让他服用，小张按医嘱一天吃3次，每次吃一包（10g），3天后感冒好了。今年冬天他又感冒了，医生开了新康泰克胶囊给小张服用，按医嘱一天吃2次，每次吃1粒。服药1天后，小张感觉头晕、鼻塞、流鼻涕，喉咙痒的症状加重了，他认为药量不够，所以他就每次吃2粒，3天后感冒也好了。

想一想　　为什么小张的感冒痊愈了？他吃的板蓝根颗粒或新康泰克胶囊是什么物质？小张的做法是否正确？为什么？

一、基本概念

（一）药物与药品

1. 药物

药物是指用于防治人类和动物疾病及对其生理功能有影响的物质。

2. 药品

据《词源》所载，"药"有以下几种含义：首先是指"治病草也"。古时认为凡可以治病者，皆谓之药，并以草、木、虫、石、谷为五药。例如，人参属草类，具有大补元气，回阳救逆的功效；黄柏属木类，可清湿热；蝎子属虫类，能震惊息风，攻毒散结；石膏属矿石类，具有清热泻火的作用；谷类如麦芽，具有养心益气的作用。第二，药在古代也为"术士服饵之品"，即古代术士们所用的健身防老的所谓的仙丹之类，在当代可解释为用于防病健身的保健品之类。另外，药也作动词，为"疗也"，如不可救药。

今天，我们所指的药品是《中华人民共和国药品管理法》作出的定义："药品是指用于预防、治疗、诊断人的疾病，有目的地调节人的生理机能并规定有适应证或者功能主治、用法和用量的物质，包括中药材、中药饮片、中成药、化学原料药及其制剂、抗生素、生化药品、放射性药品、血清、疫苗、血液制品和诊断药品等"。

3. 新药

是指未曾在中国境内上市销售的药品。已上市药品改变剂型、改变给药途径、增加新的适应证或制成新的复方制剂，亦按新药管理。

（1）药物和药品是否相同？为什么？

（2）药厂将阿莫西林胶囊从玻璃瓶包装改为泡罩式铝塑包装，它是否是新药呢？为什么？

4. 医疗机构制剂

是指医疗机构根据本单位临床需要经批准而配制、自用的固定处方制剂。医疗机构制剂不得上市销售。

2001 年 2 月 28 日修订后的《中华人民共和国药品管理法》第 23 条确定医疗机构配制制剂实行审批制度，合格的发给制剂批准文号。医疗机构制剂批准文号的格式为：×药制字 H（Z）+4 位年号 +4 位流水号。其中 ×为省、自治区、直辖市的简称，H 为化学制剂，Z 为中药制剂。

（1）根据《中华人民共和国药品管理法》规定的药品含义，下列哪些不属于药品（　　）。

A. 中药饮片　B. 一次性注射器　C. 血液制品　D. 抗生素

（2）医疗单位配制的制剂可以（　　　）。

A. 在集贸市场上销售　　　　　B. 凭处方在市场上销售

C. 在医疗单位之间任意使用　　D. 凭医师处方在本医疗机构使用

（二）剂型

剂型是药物应用的形式，任何药物供临床使用之前必须制成适合于医疗或预防应用的形式，由其将药物输送到体内发挥疗效，如片剂、胶囊剂、注射剂、颗粒剂等。

说一说　　　小资料中的小张用了哪些药物剂型？你使用过哪种剂型？你还认识有哪些药物剂型？说出来跟同学们共同分享。

（三）药品批准文号

药品批准文号是国家食品药品监督管理局（SFDA）授予药品生产企业生产、销售该药品的法律文件的序号，是药品生产合法性的主要标志，未取得药品批准文号生产的药品按假药论处。

我国对新药、已有国家标准的药品、进口药品及部分原料药和中药材、中药饮片实行药品批准文号管理。我国以前实行的是国家标准、地方标准和卫生部颁发的部颁标准共存的批准文号管理模式，上市药品的批准文号相当混乱。1998 年原国家药品监督管理局的成立，结束了我国药品监督管理以卫生行政部门为主体的历史，药品的生产审批也由原来的国家和地方两级审批向完全国家标准过渡。

2002 年 1 月原国家药品监督管理局《关于统一换发并规范药品批准文号格式的通知》中要求：自 2002 年 1 月 1 日起每种药品的每一规格发给一个批准文号，所有药品批准文号使用统一的格式：国药准字＋1 位字母＋8 位数字，试生产药品批准文号格式：国药试字＋1 位字母＋8 位数字。其中化学药品使用字母"H"，中药使用字母"Z"，生物制品使用字母"S"，保健药品使用字母"B"，体外化学诊断试剂使用字母"T"，药用辅料使用字母"F"，进口分包装药品使用字母"J"。对于 2002 年 1 月 1 日前批准的药品，其批准文号需要统一换发为新的药品批准文号，数字第 1、2 位为原批准文号的来源代码，其中"10"代表原卫生部批准的药品，"19"、"20"代表 2002 年 1 月 1 日以前国务院药品监督管理部门批准的药品，其他使用各省行政区划代码前两位（如北京市为 11，广西为 45 等）的，为原各省级卫生行政部门批准的药品（各行政区划代码见表 4－1）。数字第 3、4 位为换发批准文号之公元年号的后两位数字，但来源于卫生部和国务院药品监督管理部门的批准文号仍使用原文号年号的后两位数字，数字第 5 至 8 位为顺序号。对 2002 年 1 月 1 日以后批准的药品，数字第 1 至 4 位为批准的公元年号，数字第 5 至 8 位为顺序号。如某药品批准文号为国药准字 Z13020736，代表该药品为河北省卫生行政部门批准生产的中药，2002 年换发了新的批准文号，0736 为转变为国药准字后的顺序号。又如某药品批准文号为国药准字 J10933232，代表该药品为原卫生部于 1993 年批准进口分装药品，3232 为转变为国药准字后的顺序号。再如某药品批准文号为国药准字 Z20040002，表示该药为国家食品药品监督管理部门于 2004 年批准生产的中药，顺序号为 0002。

表 4－1 药品批准文号采用的中华人民共和国行政区划代码

代码	省（自治区、直辖市）	代码	省（自治区、直辖市）
110000	北京市	410000	河南省
120000	天津市	420000	湖北省
130000	河北省	430000	湖南省
140000	山西省	440000	广东省
150000	内蒙古自治区	450000	广西壮族自治区
210000	辽宁省	460000	海南省
220000	吉林省	500000	重庆市
230000	黑龙江省	510000	四川省
310000	上海市	520000	贵州省
320000	江苏省	530000	云南省
330000	浙江省	540000	西藏自治区
340000	安徽省	610000	甘肃省
350000	福建省	620000	青海省
360000	江西省	630000	宁夏回族自治区
370000	山东省	640000	新疆维吾尔自治区

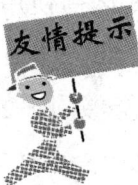

友情提示

掌握了药品批准文号统一格式的识别方法，就能很快判断药品的一些基本情况，有助于对药品真伪或是否合法进行判别，保障用药安全。人们在买药时，要看清药品批准文号，无批准文号或批准文号标注有问题的药，千万不要购买和使用。

保健品不是药品，保健食品批准文号的格式有两种，一种为"卫食健字（四位年代号）第XXXX号"，如新盖中盖片的批准文号是卫食健字（2002）第0163号；另一种为"国食健字G（J）+1位字母+4位年代号+4位顺序号"。"卫"代表中华人民共和国卫生部，"食"代表食品，"健"代表保健食品，因为保健食品是食品中的一个种类，仍旧属于食品的范畴；"国"代表国家食品药品监督管理局，"G"代表国产，"J"代表进口。我国所有正规的保健食品，不论是国外进口的还是国内生产的，

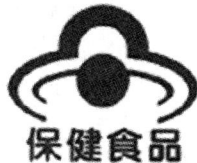

图4-1　保健食品标志

也不管这款产品的批号是"卫食健字"还是"国食健字"，都要求在包装的醒目位置印上"蓝帽子"标志（图4-1）。

说一说　请说出下列药品批准文号所表达的意思是什么？

（1）维C银翘片：批准文号为"国药准字Z45020307"。

（2）狗皮膏：批准文号为"国药准字Z11020207"。

（3）阿莫西林颗粒：批准文号为"国药准字H44024970"。

（4）曲咪新乳膏：批准文号为"国药准字H44024450"。

（5）盐酸克林霉素棕榈酸酯分散片：批准文号为"国药准字H20030434"。

（四）药品通用名

简称通用名，是国家药品标准中收载的法定药品名称，由国家药典委员会按照"中国药品通用名称命名原则"负责制定的，是中国法定的药物名称，具有通用性。如法莫替丁、阿司匹林等。通用名不可用作商标注册。

（五）药品商品名

商品名，也称专用名，是厂商为药品流通所起的专用名称，有专利性，其他厂商的同一制品不可使用此名称，常在名称的右上角加一@号，如法莫替丁片，由信谊药厂生产的称为"信法丁"，其他厂商所生产的同样药品就不可再用此商品名。由于不同厂商所生产的同一药品可能存在着质量差异，商品名有助于对不同产品进行区别。

现在国家对商品名药品包装上的通用名必须显著标示，单字面积必须是商品名的两倍大；在横版标签上，通用名必须在上三分之一范围内显著位置标出（竖版为右三分之一范围内）；字体颜色应当使用黑色或者白色。

友情提示

医师开具处方时，必须使用药品通用名，而不能使用商品名。

说一说　请找出下列药品的通用名和商品名分别是什么？

（1）硝酸咪康唑乳膏

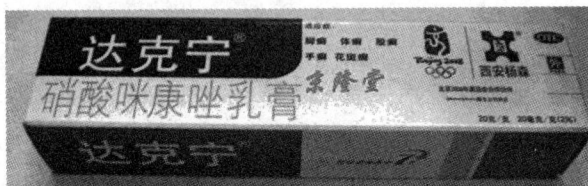

（2）复方盐酸伪麻黄碱缓释胶囊

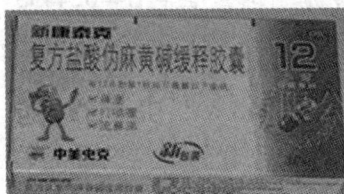

（3）多潘立酮片

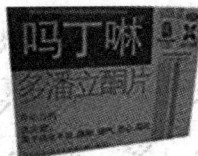

（4）周末和同学去药店调查，试一试自己是否已学会识别药品的通用名和商品名？

（5）请指出下列物质是药品或保健食品，为什么？

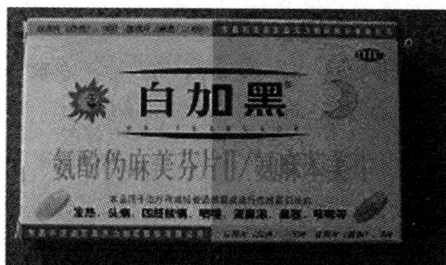

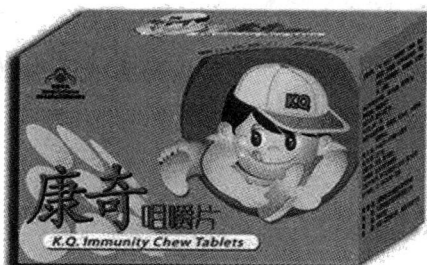

二、给药途径与给药方法

（一）常用的药物给药途径与给药方法

综观人体，我们可以通过 20 余个部位给药，它们是：口腔、舌下、胃肠道、直肠、子宫、阴道、尿道、耳道、鼻腔、咽喉、支气管、肺部、皮内、皮下、肌肉、静脉、动脉、皮肤、眼等。药物常用的给药途径与给药方法如下。

1. 口服与口腔途径

口服给药是最安全方便的用药方法，也是最常用的给药方法。口服药物的给药方法为用温开水送服。药物口服后，可经过胃肠道的吸收而作用于全身，或留在胃肠道行效于胃肠局部。口服给药途径的缺点是：起效慢，药物吸收不规则。

药物口腔途径给药方法是将药物含于口腔中或者将药物置于舌下。口含给药主要用于口腔及咽喉等部位的局部疾患，舌下给药时药物吸收的特点是：吸收的药物经颈内静脉到达血液循环，因此无口服给药时的药物肝脏首过效应，也不受胃肠道 pH 和酶的破坏。

说一说

（1）说出你认得的采用口服给药的药物剂型有哪些？

（2）口服给药途径的优点是什么？口腔给药途径的优点是什么？

2. 注射途径

注射途径的给药方法是通过一种精制的空心针头将药物注入机体的不同部位和不同的深度。常用的注射途径是静脉注射（i.v.）、肌肉注射（i.m.）和皮下注射，此外还有心内注射、脊椎腔内注射、关节腔内注射等其他注射途径。

注射途径给药的优点是药物作用迅速可靠，适用于抢救危重患者和不能口服给药的患者。其缺点是不如口服给药安全，使用要求高（注射技术和条件）。

（1）过去你曾经是否因生病去医院打针吗？护士在何部位注射药物呢？所注射药物属于何种剂型？

（2）某患儿因上呼吸道感染发高烧（体温达 39.8℃），你认为选用何种给药途径退烧比较合理？为什么？

3. 直肠途径

直肠位于消化道末端，从骨盆向下终于肛门。有些药物可制成灌肠剂、软膏剂或栓剂通过肛门将药物纳入直肠，用于局部治疗（如甘油栓、马应龙麝香痔疮膏）或全身作用（小儿退热栓）。

4. 皮肤途径

皮肤外用制剂如软膏剂、洗剂等主要用于皮肤表面，起保护皮肤和局部治疗作用。但病患部位的深浅不同，若在表皮角质层以下时，由于角质层的屏障作用，要求药物有一定的穿透性，才能透过皮肤发挥作用。

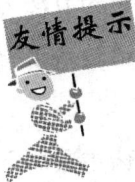

友情提示

近年来，经皮吸收作为全身给药的途径已有很多研究，如第一个经皮给药系统——东莨菪碱贴剂，在 1979 年获得美国食品药品管理局（FDA）批准，可用于旅行中的晕车和手术麻醉与镇痛所致的呕吐。此外还有硝酸甘油贴剂、可乐定贴剂、尼古丁贴剂等。

想一想

你知道的经皮肤途径给药的药物有哪些？它们的剂型是什么？跟口服给药途径相比，皮肤给药途径的特点是什么？

5. 眼部、耳部和鼻腔途径

眼部给药主要发挥局部治疗作用，如缩瞳、降低眼压、抗感染。常用的剂型有滴眼剂、眼膏剂、眼用膜剂。

鼻腔给药通常以液体制剂滴入鼻腔或鼻腔喷雾容器喷雾给药发挥局部作用，如杀菌、抗病毒、血管收缩、抗过敏等。

耳部给药要求制剂通常具有黏性，这样就能延长与感染部位的接触时间。它们通常用于软化耵聍、缓解耳部疼痛和抵御耳部感染。

眼、耳和鼻腔制剂通常不用于产生全身作用，而且眼用和耳用制剂通常不能大范围吸收。

说一说 请说出你认识的1种经眼部给药的药物及其剂型？说出你认识的1种经鼻腔给药的药物及其剂型？说出你认识的1种经耳部给药的药物及其剂型？

6. 肺部途径

肺部给药的方法是药物经口腔给药，通过咽喉直接进入呼吸道的中、下部位。适用的剂型有气雾剂、雾化剂和粉末吸入剂，能产生局部或全身治疗作用。临床的吸氧治疗和进行外科手术用的吸入麻醉药物均属于肺部途径给药。

7. 其他途径

在某些情况下，为了获得局部作用，药物被塞入到阴道或尿道。通常用于阴道给药的有液体制剂（洗液），也可用半固体制剂（如凝胶剂）和固体制剂（阴道栓、阴道泡腾片）。

友情提示 给药途径往往根据医疗需要、药物的理化性质与药物吸收来进行选择，而药物剂型必须根据这些给药途径的特点来制备，例如，眼部给药途径以液体、半固体剂型最为方便，注射给药途径须以液体剂型使用才能实现。有些剂型可多种途径给药，如溶液剂可口腔、皮肤、鼻腔、直肠等多种途径给药。总之，药物剂型必须与给药途径相适应。

（二）药物配伍

在药物治疗应用中，为了提高疗效，减少不良反应，减少或延缓耐药性的发生，为了治疗和预防并发症状，常将两种或两种以上药物配伍使用。药物配伍使用的形式包括制成复方制剂和临床上将两种或两种以上药物制剂同时或先后应用。多种药物配伍应用，由于它们物理、化学性质和药理作用相互影响，可能产生各种不同的配伍结果。有的发生物质形态的改变，有的则可生成新的物质，有的引起药物作用性质、强度或持续时间的改变，凡是由于药物配伍所导致的物理、化学和药理作用方面发生的变化，统称配伍变化。在配伍变化中凡是符合配伍的目的和需要，有利于生产、使用和治疗的，称为合理性配伍。

随着新药、新剂型不断涌现，中西药结合治疗、中西药物联合组方的制剂日益增多，药物配伍后产生的结果非常复杂，出现了药物配伍的许多新问题。研究药物配伍变化，就是研究药物配伍后药理作用及理化性质的变化规律，并应用这些变化规律预测药物的配伍结果，以便进行科学、合理的药物配伍，保证用药的安全、有效和稳定。

想一想　(1) 临床治疗过程中为什么将多种药物配伍应用？配伍应用对各药的药效会产生影响吗？有什么影响？

(2) 去收集1种复方制剂的药物说明书，记下各组分的药名是什么？去图书馆查阅每一组分药物的药效是什么？制成复方制剂后的药效又是什么？想一想药厂将它制成复方制剂的目的是什么？

三、药品的有效性与剂量

（一）有效性的含义

用药的目的是防病治病。凡能达到防治效果的称为治疗作用，而治疗作用的大小，可以用药品的有效性表示。有效性是指在规定的适应证、用法、用量条件下，药品能够满足预防、治疗、诊断人的疾病，有目的地调节人的生理机能的要求。有效性是药品的固有特性，若对防治疾病没有效，则不能成为药品。

有效程度的表示方法，我国采用痊愈、显效、有效和无效以区别之。痊愈是指使用药品后，患者各种病理指征消失，异常的机体状态恢复到健康水平。显效是指用药后，患者各种病理指征的不良发展趋势得到控制，或已开始向正常状态转变。有效是指用药后，患者临床症状部分消失或有所好转。无效是指用药后，各种病理指征没有变化或不良状态的发展趋势没有得到控制。在国外有的国家采用完全缓解、部分缓解、稳定、无缓解来表示有效程度，其内涵与上述的四个术语相似，只是区分有效程度的等级标准不同。

（二）药物剂量

凡能产生药物治疗作用所需的每次用量，称为剂量。剂量基本以国际单位制（SI）表示。重量常以 g（克）、mg（毫克）、μg（微克）等表示。容量常以 ml（毫升）、μl（微升）等表示。

但有一部分抗生素、性激素、维生素、凝血酶及抗毒素，由于效价不恒定，只能靠生物检定与标准品比较的方法来测定，因此，采用特定的"IU"（国际单位）或"U"（单位）表示剂量。

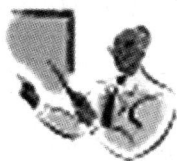
做一做

（1）请分别说出小资料中，小张使用板蓝根颗粒和新康泰克胶囊的剂量分别是多少？

（2）找出下列药物的剂量分别是多少？

a. 土霉素片：口服，一次0.5g，一日3～4次。

b. 小儿止咳糖浆：2～5岁，每次5ml，5岁以上，每次5～10ml，2岁以下酌减，一日3～4次。

c. 注射用青霉素钠：静脉滴注，每次160万U～480万U，一日2～4次。

（三）量－效关系

小资料：

（1）白糖的溶解试验——在5杯100ml开水中分别加入5g、10g、15g、20g、30g白糖，其甜味分别为无味、微甜、甜、很甜、非常甜且有少量白糖不溶。

（2）阿托品注射液——用于治疗有机磷农药中毒，对轻度中毒，每次皮下注射0.5～1mg，隔30～120分钟1次；对中度中毒，每次皮下注射1～2mg，隔15～30分钟1次；对重度中毒，即刻静脉注射2～5mg，以后每次1～2mg，隔15～30分钟1次，根据病情逐渐减量和延长间隔时间。用量超过5mg时，即产生中毒，且随着剂量逐渐增加，可依次出现心悸、散瞳、腹胀、面部潮红、兴奋躁动、神经错乱等效应。

试一试

（1）从白糖的溶解试验，你的看法是什么？

（2）从阿托品的用量与治疗作用（药效）的关系归纳出药物的用

量与效应关系（量-效关系）。

　　药品是"量变到质变"物质定律的最典型的诠释，同一药物在不同剂量或不同浓度时，作用强度不一样。在一定范围内，药物的药理效应随着剂量（或浓度）的上升而增强，能引起药理效应的最小剂量称为最小有效量。临床上应用的既可获得良好疗效而又较安全的剂量称为治疗量或常用量。剂量增加效应随之增强，继续增加剂量而效应不再继续上升时称为最大效应。有些药品作用强烈，毒性剧烈，剂量与中毒量相近，能引起毒性反应的剂量为中毒量，为了安全用药的极限。超过有濒临中毒的可能剂量为极量，分为一日或一次极量，在《中国药典》附录中均有所记载。超过极量可能引起人身事故或死亡，称为致死量。

　　血药浓度是指血浆中药物的浓度。剂量不同可导致血浆药物浓度的不同，在一定范围内，剂量与血浆浓度呈线性关系，药品的剂量越大则在体内的浓度越高，血药浓度的高低与药物效应的强弱相关，故剂量越大，血药浓度越高，则药品作用越强，这种剂量与效应关系的规律性变化称为"量效关系"。如阿托品在逐渐增大剂量时，可依次出现心悸、散瞳、腹胀、面部潮红、兴奋躁动、神经错乱等效应。

　　根据学到的量-效关系知识，请做以下练习。

　　练一练　（1）氯氮䓬具有镇静、抗焦虑等作用，下列是其用法用量。

　　镇静：一次 5～10mg，一日 15～40mg；催眠：一次 10～20mg，睡前服。

　　请说出氯氮䓬用于镇静时的剂量是多少？用于催眠时的剂量是多少？从它的剂量跟其产生的药理作用的关系，你是否可以归纳出药物的量-效关系？

　　（2）地高辛是治疗慢性心功能不全的药物，其使用剂量如下。

　　常用量：静脉注射一次 0.25～0.5mg；极量：一次 1 mg。

　　维持量：成人每日 0.125～0.5mg，分 1～2 次服用。

　　根据地高辛的用药剂量，说出它的极量和治疗剂量分别是多少？

四、药品的安全性

　　中国民间有"是药三分毒"的说法，说明药物作用具有两重性，即药物一方面具有防病治病的作用（治疗作用），另一方面又会产生一些与治疗作用无关的，对病人不利的作用（不良反应）。

（一）药品安全性的定义及评价

1. 药品安全性的定义

是指按规定的适应证和用法、用量使用药品后，人体产生毒副反应的程度。安全性是药品最基本的质量特性。

2. 药品安全性的评价

在新药的研发中，常常借助动物实验求出一些参数来评价药品的安全性和毒性，以确定药品的安全范围。能使半数动物有效的剂量称为半数有效量（ED_{50}），能引起半数动物死亡的剂量称为半数致死量（LD_{50}），能引起95%动物有效的剂量称为ED_{95}，能引起5%动物死亡的剂量称为LD_5。临床上用治疗指数（TI），即LD_{50}/ED_{50}表示药物的安全性，此数值越大越安全。一般认为，当药品的治疗指数小于2时对人体有较大的危险。此外，还应适当参考ED_{95}/LD_5之间的距离，此距离一般称为安全范围，此距离越大越安全。

因为药物作用具有两重性，国家对药物的研发制定了严密的试验程序，并对药品质量提出了严格的标准，以确保药物的有效性和安全性，对上市后的药品进行不良反应监测，以进一步了解在人群中的实际安全性。对于一些疗效不好或不良反应严重的药物予以淘汰。

（二）药品不良反应的定义

药品不良反应是指合格药品在正常用法用量下出现的与用药目的无关的或意外的有害反应。无论是药品的正常使用或非正常使用（如超量、误服等）都可能产生不良作用，但药品不良反应不包括由于药品质量问题或用药不当所引起的有害反应，这是出于药品管理的要求。

想一想　药品不良反应与药品质量事故或医疗事故有何区别？

（三）药品不良反应的临床表现

1. 副作用

也称副反应，系指应用药物时所出现的治疗目的以外的药理作用。

一种药物具有多方面作用时，除了治疗作用以外的其他作用都可认为是副作用。如硫酸阿托品，其作用涉及许多器官和系统，当应用于解除平滑肌痉挛时，除了可缓解胃肠疼痛外，还可出现抑制腺体分泌，出现口干、视物模糊、心悸、排尿困难或尿潴留等反应。后面这些作用属于治疗以外的，且可引起一定不适或痛苦，因此称为副作用。副作用中比较多见的是胃肠道反应，如解热镇痛药（阿司匹林、吲哚美辛等）、铁剂、抗酸药、各种口服抗生素、激素类药、抗肿瘤药等都易引起恶心、呕吐、上腹不适、腹泻等胃肠道反应。

副作用一般较轻微，随治疗作用的消失而消失。但副作用通常是难以避免的，所以在药品推荐或发药时应事先向患者解释清楚。

说一说　　如果手术前为了抑制腺体分泌和排尿而使用阿托品，请说出此时使用阿托品后出现的副作用是什么？

2. 毒性反应

主要是指剂量过大或用药时间过长而引起的不良反应。因服用剂量过大而立即发生的毒性，称为急性毒性；因长期用药后逐渐发生的毒性，称为慢性毒性。

毒性反应对病人的危害性较大，在性质上和程度上也与副作用不同。毒性反应的表现主要是对中枢神经系统、消化系统、血液及循环系统，以及肝、肾功能等方面造成功能性或器质性的损害，甚至危及生命。通常，药物的毒性反应是可以预期的。如损害造血系统或肝、肾功能的药物，应定时检验有关血液和尿液等的生化指标。在临床用药时，应注意掌握用药的剂量和间隔时间，必要时应停药或改用其他药物。注意剂量个体化是防止毒性反应的主要措施。

说一说　　下列药物引起的不良反应是属于不良反应的哪种临床表现？

（1）长时间使用庆大霉素导致患者的耳毒性增加。

（2）长疗程服用抗精神病药氯丙嗪引起的锥体外系反应。

（3）口服降压药卡托普利引起的咳嗽。

（4）口服阿司匹林引起的恶心、呕吐、胃痛。

3. 变态反应

变态反应平常也称过敏反应，是指机体受药物刺激发生异常的免疫反应，而引起生理功能障碍或组织损伤。常见于过敏性体质的病人。

变态反应可表现出各式各样的症状，如各种形态的皮疹、荨麻疹、皮炎、哮喘、喉头水肿、过敏性休克等，其中以过敏性休克最为严重，甚至导致死亡。变态反应性质与药物原有的效应无关，反应严重程度差异很大，与剂量无关。停药后反应逐渐消失，再用时可能再发。致敏物质可能是药物本身，也可能是其代谢物或药剂中的杂质。对于易致过敏的药物或过敏体质的病人，用药前应进行过敏试验，阳性反应者禁用。

做一做 去图书馆或药店收集，哪些药物使用前要皮试，阴性才能使用呢？

4. 继发性反应

由于药物治疗作用引起的不良后果，称继发性反应，有时又称治疗矛盾。如人胃肠道内有许多寄生菌，这些菌群之间可相互制约，维持着平衡的共生状态。如长期服用四环素类广谱抗生素，由于许多敏感菌株被抑制，而使肠道内菌群间的相对平衡状态遭受破坏，以致一些不敏感的细菌，如耐药性的葡萄球菌大量繁殖，则可引起葡萄球菌伪膜性肠炎；或使白色念珠菌等真菌大量繁殖，引起白色念珠菌继发性感染。

5. 后遗效应

停药后血药浓度已降至有效浓度以下时，仍残存的生物效应称为后遗效应。例如服用巴比妥类催眠药后，次晨出现的乏力、困倦现象。避免这一不良反应主要通过严格控制疗程，尤其是肾功能不全时，更应缩短用药时间和减少给药剂量。

6. 药物依赖性

指连续多次应用某些药物后，一旦停用出现的精神不适、渴求继续用药或出现戒断反应，强迫性地要求继续用药的症状。过去把药物依赖性分为成瘾性和习惯性，现在按国际规定分为精神依赖性与身体依赖性两个类型。

（1）身体依赖性：是指机体对该药产生适应，当突然断药就产生种种异常反应，称为戒断症状。主要特征有：①强迫性地要求继续用药，不择手段地搞到药品；②引起戒断反应，表现为精神和躯体出现一系列特有的症状（如焦虑、烦躁不安、精神不振、震颤、关节痛、发汗、恶心、呕吐、腹部绞痛、腹泻、失眠等），使人非常痛苦，甚至威胁生命；③连续应用需不断加大用量；④危害本人，也严重危害社会安定。主要药物有阿片、吗啡类、安眠酮等。

（2）精神依赖性：是指药物使人产生一种心满意足的愉快感觉，因而需要定期地或连续地使用它以保持那种舒适感或者为了避免不舒服。主要特征有：①停用药物后精神感

113

觉不适，渴求继续用药；②一般不引起戒断反应；③主要危害用药者本人，也会影响社会安定。引起本类依赖性的药物主要有中枢镇静催眠药（如地西泮、阿普唑仑等）。

滥用能产生依赖性的药物，一旦产生依赖性后，除可影响用药人的身心健康，还可产生社会问题。因此，应引起医师和药师的高度警惕性，以免产生严重后果。

7. 致癌作用

一些药物，作为致癌原可诱发人体细胞、组织癌变。强烈致癌物包括黄曲霉素、苯并芘、亚硝基化合物等。一些抗癌药也有一定的致癌作用，如丝裂霉素 C、氮芥、柔红霉素等。

对致癌物要采取严密防护措施。所有的抗肿瘤药在使用时都应防止操作人员吸入药物尘埃和溶液沾染皮肤。

8. 致畸作用

某些药物能影响胚胎的正常发育而引起畸胎。如 20 世纪 60 年代初，沙利度胺（反应停）刚上市时，被认为毒性小，较安全，曾广泛用于妇女的早期妊娠反应，后来在欧洲引起近万个海豹肢畸胎儿，惊动了全世界。

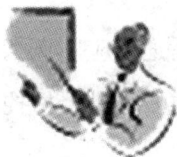

> **相关链接：**
> 美国 FDA 公布了药物妊娠安全性分类索引，有兴趣的同学可查阅《全国卫生专业技术资格统一考试—药学（士）》第四篇医院药学综合知识与技能中的药物妊娠毒性分级。

9. 致突变作用

药物所致的遗传基因突变也属于不良反应的研究内容，是药物能够影响遗传物质而引起细胞突变。

10. 药物的耐受性

耐受性指药物连续多次应用于人体，其效应逐渐减弱，必须不断地增加用量才能达到原来的效应。耐受性是药物治疗中的一种常见现象，其发生机制可因药物性质的不同而异。

11. 药物的耐药性

耐药性又称抗药性，系指病原微生物（细菌、病毒）对药物反应性降低的一种状态。耐药性一旦产生，药物的治疗作用就明显下降。

友情提示

　　随着抗生素的应用日益广泛，细菌对一些常用的药品呈现不同程度的耐药性。对于那些应用时间越长，使用范围越广泛的药品，细菌的耐药性往往越严重。为了保持抗生素的有效性，应重视其合理使用。

（四）药物淘汰

　　国务院药品监督管理部门对已批准生产或者进口的药品，组织有关专家及人员进行调查、分析和评价，将评价意见反馈给国务院药品监督管理部门，由其决定能否继续使用，对药品品种进行整顿，对于疗效不明确、不良反应大或者其他原因危害人体健康的药品，由国务院药品监督管理部门撤销批准文号，将其淘汰。

　　1982 年，卫生部淘汰了水杨酸钠针剂等 127 种药品；1994 年又将补血养神丸等 128 种中成药淘汰；以后，陆续有药品被淘汰，以下是一些被淘汰的具体品种。

　　非那西丁：非那西丁（单方）已列入 1982 年 127 种淘汰药中，APC 片和其他一些止痛片等复方制剂中的非那西丁成分也给予淘汰，改为对乙酰氨基酚。

　　氨基比林：其单方和复方制剂均予淘汰（造血系统损害）。

　　阿司咪唑：10mg 片。鉴于国外出现严重的尖端扭转型室性心律失常不良反应（国内也有少数报道），淘汰本品 10mg 片剂，改为 3mg 片（每日 1 次），并在使用中加强观察。

　　苯丙醇胺：本品类似肾上腺素，有弱 α - 受体激动作用，收缩血管。临床上用作减充血剂，加入到一些伤风感冒复方药组方（如康泰克）中，可引起中枢兴奋，因在美国发生若干次脑卒中事件，被 FDA 宣布淘汰。我国也有脑卒中的报道，药监部门也决定淘汰本品。现伤风感冒复方药组方中，已用伪麻黄碱替代本品（如新康泰克）。

友情提示

　　对药品进行疗效评价并不断淘汰疗效不确切或基本上无效的药品，是提高医疗水平，保障社会公众用药安全有效的一项重要措施。

115

五、药品的稳定性

（一）稳定性的含义

药品的稳定性是指在规定的条件下保持其有效性和安全性的能力。规定的条件一般是指药品生产、贮存、运输和使用的要求及规定的有效期内。稳定性是药品的重要质量特性之一。

药品的稳定性问题可归纳为以下三方面的内容。

1. 化学方面

药物若在生产、贮存、运输或使用时发生化学反应，则可产生新的物质，导致药品的有效性与安全性发生改变。发生的化学反应主要包括氧化、还原、水解、光降解、聚合、脱羧等。

2. 物理方面

药物若在生产、贮存、运输或使用时发生形态或分散状态等物理性质的改变，也可导致药物的有效性与安全性改变。药物发生物理性质的变化，如乳剂的破裂，混悬剂颗粒结成硬饼块，散剂吸潮结块，胶囊剂的粘连，片剂的溶出度发生改变等。药物发生物理性质变化时，药物的化学结构并没有发生变化，但仍可导致药物制剂安全性、有效性的下降。

3. 生物学方面

药物若在生产、贮存、运输或使用时受微生物的污染，则可引起药物制剂发霉、腐败或分解而导致药物的有效性与安全性改变。

药物制剂的化学、物理和生物学方面的变化具有一定的相关性，有时可能互为条件、相互影响，如散剂的吸潮结块，可能导致药物的水解变质，也可能使药物制剂霉败分解变质。因此，在药物制剂的生产、包装、储藏过程中应充分注意三者之间的相互影响。

药物制剂如不稳定，则可分解变质而使含量下降或产生毒性物质，导致有效性或安全性下降，还可带来极大的经济损失，所以必须把稳定性的控制贯穿于药物制剂的研制、生产、储运和使用的全过程。因此，《中国药典》、《药品注册管理办法》及《药品生产质量管理规范》等都对药品的稳定性有严格的要求和详细的规定。

（二）影响药品稳定性的因素

影响药物制剂稳定性的因素很多，归纳主要有处方因素和外界因素两方面。

1. 处方因素

制剂的处方组成是一个制剂稳定与否的关键。处方环境中的 pH、溶剂、表面活性剂、附加剂、离子强度等对药物制剂稳定性都有影响。

2. 外界因素

外界因素包括温度、光线、空气、金属离子、湿度和水分、包装材料、微生物污染等。外界因素与制剂的稳定性密切相关，也是药品研制、生产、贮存中用于考察药品稳定性的主要条件。制剂对温度、光线、空气、湿度的稳定性将决定药物制剂的储运条件和包装条件，同时也是确定药物有效期的重要依据。

光线尤其是紫外线对药物制剂的影响最大，故在药品生产过程中应避光操作，并采用适宜的避光措施，如硝苯地平片采用包黄色薄膜衣避光，或采用深红色胶囊填充，同时包装于棕色瓶中，储运过程中也应避光。

空气对药物稳定性的影响至关重要。空气中的氧气常常是引起药物制剂氧化的重要因素。氧气可溶解在溶剂中或存在于药物制剂包装容器的空间中，各种药物制剂几乎都有与氧气接触的机会。因此对于易氧化的药物制剂，驱除氧气是防止氧化的根本措施。

药品包装的作用是对内容物的保护，使之不受外界因素影响而造成内容物质量改变。这种保护作用与包装材质的性能、包装结构直接相关。

（三）提高药物稳定性的途径与方法

1. 药品生产过程中采取的措施

药品生产中采用将 pH 调节至最适值，控制生产时温度，选用适当的溶剂，添加稳定剂、减少与氧气接触（如通入惰性气体），避光操作，采用适宜的包装材料将药品密闭、密封、避光，生产中防止微生物污染等措施可以增加药品的稳定性。

2. 药品储运使用过程中采取的措施

为防止外界因素对药品稳定性的影响，应当按贮存条件的要求将药品存放在阴凉、干燥的地方，注意避光和开启后及时将瓶盖盖严。

（四）药品的有效期

药品有效期是指药品在一定的贮存条件下，能够保持质量的期限。有效期是控制药品质量的指标之一，可以保证药品的稳定性和安全性。因为有相当数量的药品包括抗生素、生物制品（酶、血清、疫苗、抗毒素、胰岛素等）的稳定性不够理想，无论采用何种贮藏方法，若放置时间过久，都会产生各种物理和化学变化，降低疗效，增加毒性或刺激性。因此，国家规定药品生产企业生产的所有药品必须规定有效期，以免失效或引发不良反应。

药品有效期的计算按生产批号下一个月 1 日算起，在药品标签内列出有效期限。目前药品有效期的标示一般有 3 种方法：①以有效期至×年×月×日的形式，如有效期至 2008 年 12 月 31 日。②以有效期的 6 位数字形式，如有效期至 081231。③以生产日期为准，加注保存的日期，如生产日期 081231，保存 24 个月。对超过有效期的

117

药品，依据《中华人民共和国药品管理法》之规定，已属于劣药，不能再用。因此，药品的有效期是确保药品质量的可靠依据，药师对临近效期2个月的药品不得再发给或出售给患者。

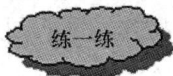

练一练　（1）对于轻、中度病症，最方便、最安全的给药途径应选择什么途径？哪些药物剂型可以采用此给药途径？

（2）对于危重病症，应选择何种给药途径最恰当？哪些药物剂型可以采用此给药途径？

（3）对于昏迷或呕吐病人，应选择哪种给药途径？哪些药物剂型可以采用此给药途径？

（4）在药店或医院中，应如何贮存药物才能保证药品的质量呢？

（5）患者不按时按量服用药品有什么危害？

实验与实训　药物的有效性及安全性分析

1. 实训目的

明确药物的剂量与作用之间"量变到质变"的关系。

2. 实训内容

（1）图解药物量–药效的关系：药物的量效关系如图4–2所示。

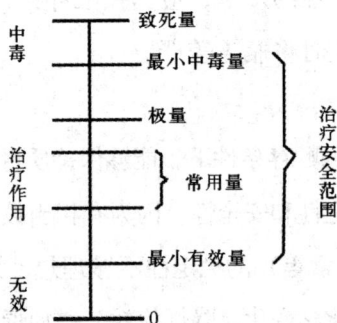

图4–2　药物量–效关系示意图

请分析说明药物剂量与药效的关系如何？

（2）药品信息分析：药物的安全性是药品最基本的质量特性。安全性与血药浓度有关，当治疗血药浓度与中毒血药浓度、致死血药浓度差距越大，则用药越安全。表4–2为某些药物的血药浓度

表4－2 某些药物的血药浓度

药物	治疗血药浓度（mg%）	中毒血药浓度（mg%）	致死血药浓度（mg%）
苯巴比妥	1.0	4～6	>8～15
地西泮	0.00005～0.00025	0.5～2.0	2.0 以上
地高辛	0.00006～0.00013	0.0002～0.0009	
乙酰氨基酚	1～2	40	150
水杨酸盐	1～2	15～30	50

说一说 表4-2中哪个药的安全性最高？哪个药的安全性最低？为什么？

第二节 药品分类

小资料：

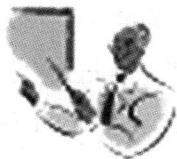

小张同学周末上街购物，中午在路边的小摊点吃了烤羊肉串和稀饭。下午大约两点半钟，小张突然觉得肚子痛，并有拉肚子现象。小张赶紧到附近的药店去买药，他记得上次拉肚子时医师给他服用了诺氟沙星胶囊，很快就止泻了，所以，今天他也打算买该药品。进到药店，小张发现药店里有许多"牌"，牌上标有文字，如处方药、非处方药、中成药、外用药、消化系统药、心血管系统药、呼吸系统药、抗感冒药、止咳平喘药等，小张不知道诺氟沙星胶囊在哪个柜台。正在犹豫时，一位营业员发现小张脸色苍白、满头大汗，便关切地询问小张哪里不舒服。听了小张的陈述，营业员并没有卖诺氟沙星胶囊给他，而是推荐了黄连素片，同时建议小张最好还是去医院检查。小张没有买药，但采纳了营业员的建议到医院检查。医师发现小张已经出现发热、呕吐、浑身无力症状。于是让小张输液，连续使用2天后痊愈出院。

根据小资料，请回答下列问题

说一说

（1）药店里挂的"牌"上的文字表示什么意思？为什么要挂这些牌？

（2）为什么营业员不卖诺氟沙星胶囊给小张？

（3）小张不采纳营业员的推荐，而是选择去医院输液，是否明智？

药品是人类战胜疾病的重要物质，它在人类的生存、繁衍中起着及其重要的作用。药品的品种数量众多，仅我国生产的原料药就多达 1500 余种，化学制剂 4000 多种，中药制剂 5000 余种。为了便于药品的研制、生产、经营、使用和管理，必须适当地对药品进行分类。本节所讲的药品分类主要是从不同的角度对其进行分类。

一、根据来源分类

可将药品分为天然药物与化学合成药物。

（一）天然药物

天然药物的起源和发展是与人类生存密不可分的。人类在寻找食物的同时也发现了有些植物具有泻下、止痛、愈伤、催吐或止泻功效，于是便有意或无意地应用这些动植物来治疗疾病或缓解机体不适。天然药物有部分既是药物又是食物，如红枣、蜂蜜、姜、党参等，故有"药食同源"之说。天然药物是来源于自然界植物、动物和矿物等非人工合成品，并以植物来源为主，所以古代将记载药物的书籍称为"本草"。我国历史上著名的本草著作有《神农本草经》、《唐本草》和《本草纲目》等。《本草纲目》自 1590 年刊行后，影响深远，17 世纪就传到国外，并先后被译成多种文字，被誉为"东方医药巨著"。

我国地大物博，现有天然药物资源达 12807 种，是世界上药用资源最丰富的国家之一。我国又习惯将天然药物称为中药。中药最本质的特点是在中医理论的指导下使用，中药不论是单味药还是复方药物，都有中医药学理论相适应的特征，即性味、归经、升降沉浮、功效、配伍规律及按中医理论考虑其应用。强调整体观念和辨证论治。中药包括中药材、中药饮片和中成药，是我国人民防治疾病不可缺少的药物，在世界各国均有较大的影响。

天然药物除了直接应用外，还可以从中提取分离出许多有生物活性的化学成分，制备出有效成分含量更高、疗效更好的药品。同时，可通过对来源于天然的有效成分进行结构改造，从而开发生产出更多、更好、价格更低廉的药品。如 1805 年从鸦片中提得吗啡结晶，以后的几十年里，大量被称为"生物碱"（1818 年定义）的物质从天然药物中提取出来，有秋水仙碱、咖啡因、尼古丁、小檗碱、麻黄碱、莨菪碱等。20 世纪天然药物得到了更大的发展，提取分离了很多疗效极好的药品，如青蒿素、紫杉醇等。

人类生活条件、生存环境的变化，使人类身心疾病增加，现代疾病对人类的威胁正在或已经取代了以往的传染性疾病。由于化学药物不良反应较大，容易产生抗药性，对一些世界性疑难病症力不从心，且使药源性疾病患者增多，已很难满足人们日益提高的健康需要，而在人类"回归自然"的潮流中，天然药物由于毒副作用小，越来越受到人们的青睐。

（二）化学合成药物

化学合成药物也称西药，一般是指19世纪以来由于现代医学的进步而发展起来的化学原料药及其制剂、抗生素、生化药品、放射性药品、血清、疫苗、血液制品和诊断药品等。19世纪中期以后，有机合成方法的进步，使染料等化学工业兴起，促进了化学药物的发展。如在1847年硝酸甘油从化工厂得到，不久便用于治疗疾病，至今仍为治疗心绞痛的有效药物；1859年，化学家利用苯酚十分便利地合成了水杨酸，而后制成乙酰水杨酸（阿司匹林），临床应用已有一百多年的历史，至今仍然是比较优良的解热镇痛及抗风湿病药物。以上这些药物的发现意味着人类不仅能将天然物质作为药物使用和从天然物质中提取有机化合物作为药物，还能制造出自然界不存在的化学合成物质作为药物。现在人们常用的大部分药物都是通过化学合成生产出来的，20世纪化学合成药物取得了举世瞩目的成就。化学合成药物在21世纪将仍然是药物的主要来源，全合成、半合成仍然是合成新药的主要手段。

总之，化学合成药物是一类用现代医学、药学理论方法和化学技术、生物学技术等现代科学技术手段发现或获得的并在现代医学、药学理论指导下用于诊断、预防、治疗疾病的物质，结构基本清楚，有控制质量的标准和方法。

做一做　　收集家中或宿舍中的空药盒，试将它们分成中药和西药两大类。

121

二、根据药物的作用分类

药物作用是指药物对机体生理、生化机能所引起的变化或效应而言，如肾上腺素所引起的生理反应——心率加快，生化反应——血糖升高和临床效应——血压升高、平喘等。

在药理学上是依据药物作用的系统对药物进行分类，其中作用于每个系统的药物又根据作用性质进行分类，一般将作用相同的归为一类，称为××药，如：

（1）作用于中枢神经系统的药物：如中枢兴奋药、镇静催眠药、中枢性镇痛药、解热镇痛抗炎药、抗精神病药、抗癫痫药等。

（2）作用于呼吸系统的药物：如祛痰药、镇咳药、平喘药等。

（3）作用于消化系统的药物：如治疗消化性溃疡病药、助消化药、止吐药、催吐药、泻药、止泻药、胃肠解痉药、肝胆疾病辅助用药等。

（4）作用于心血管系统的药物：如抗心律失常药、降血压药、防治心绞痛药、抗心力衰竭药、抗休克药、调节血脂药等。

（5）抗微生物药物：如抗生素、磺胺类、喹诺酮类、抗结核病药、抗麻风病药、抗真菌药、抗病毒药等。

（6）作用于泌尿系统的药物：如利尿药、脱水药等。

（7）影响血液及造血系统的药物：如抗贫血药、促凝血药、抗凝血药、抗血小板药物、促进白细胞增生药等。

（8）作用于生殖系统药物：如性激素、子宫收缩药、抗早产药、退奶药、避孕药等。

（9）作用于内分泌系统药物：如降血糖药、抗甲状腺药等。

（10）抗变态反应药：如抗组胺药、过敏反应介质阻释剂等。

做一做　　　　收集家中或宿舍中的空药盒或药品说明书，根据其药理作用和适应证说出该药的作用系统及属于哪类药？

三、根据药物剂型形态分类

药物剂型按形态可分为液体剂型、固体剂型、半固体剂型和气体剂型。

1. 液体剂型

如溶液剂、注射剂、滴眼剂、合剂、洗剂、乳剂、混悬剂、酊剂等。

2. 固体剂型

如散剂、胶囊剂、片剂、丸剂、膜剂、栓剂、颗粒剂等。

3. 半固体剂型

如乳膏剂、糊剂、凝胶剂等。

4. 气体剂型

如气雾剂等。

做一做　收集家中或宿舍中的空药盒，试将形态相同的剂型归为同一类。

四、根据给药途径分类

根据给药途径的不同可将药物分为经胃肠道给药剂型和非经胃肠道给药剂型。

（一）经胃肠道给药剂型

主要是指经口服给药的剂型，如口服的溶液剂、乳剂、散剂、胶囊剂、片剂、丸剂等，药物进入胃肠道后，经胃肠吸收发挥药效。此给药途径简单经济方便，但易受胃肠道影响。

（二）非经胃肠道给药剂型

指除口服给药以外的其他给药途径。例如：注射给药（注射剂）；呼吸道给药（气雾剂）；皮肤给药（外用溶液剂、洗剂、搽剂、贴剂、乳膏剂）；腔道给药（栓剂、软膏剂、喷雾剂）等。

做一做　收集家中或宿舍中的空药盒，试将它们按给药途径进行分类。

五、根据国家药品管理分类

药品是一种特殊的商品，既有效又有毒性，具有特殊的用途、时效性、消费方式和质量要求。由于药品的特殊性，为了保证药品质量，保障人民用药的安全，维护人民身体健康和用药的合法权益，国家通过立法加强对药品的监督、控制和管理，药品是公认的管理最严格的商品之一。从管理的角度，药品可有以下几种分类方法。

（一）处方药与非处方药

从药品使用途径与安全管理角度，可将药品分为处方药与非处方药。

在我国上市的中西药品数以万计，在实行药品分类管理前，社会零售药店销售药品时，除对特殊管理药品实行特殊限制外，其他药品基本上处于自由销售状态。这种状况必将带来消费群体的药品滥用，危及人民的健康和生命，同时由于消费者用药不当导致产生耐药性，使用药剂量越来越大，造成药品资源浪费的同时，更严重的后果将直接影响我国人口素质，所以，1999 年 7 月我国颁布《处方药与非处方药分类管理办法》和《国家非处方药目录》。国家实施药品分类管理的核心是：严格处方药的监管，规范非处方药的监管，改变原有的药品自由销售状况，保障人民用药安全有效。

1. 处方药

处方药是指凭执业医师和执业助理医师处方方可购买、调配和使用的药品。这类药品是有毒性和潜在的不良影响或使用时需要有特定条件的药品，病人自行使用不安全，需在医务人员指导下使用。处方药不能在大众媒介发布广告。如特殊管理药品、新药、注射剂等属于处方药。

2. 非处方药

非处方药是指由国务院药品监督管理部门公布的，不需要凭执业医师和执业助理医师处方，消费者可以自行判断、购买和使用的药品。根据其安全性，非处方药可以进一步分为甲类非处方药（红色标示图案）和乙类非处方药（绿色标示图案）。国外将非处方药称为"可在柜台上买到的药品"（简称 OTC）。

这类药品具有安全、有效、价廉、作用方便的特点，药品适应证可由患者自行判断，药品滥用、误用的潜在可能性小，使用无需医务人员监督和进行实验监测。非处方药经药监部门审核可以在大众媒介发布广告。如复方板蓝根颗粒、维 C 银翘片等属于非处方药。

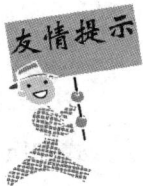

友情提示

国家规定非处方药的包装和标签必须印有专有标识（见图 4－3 特殊管理药品、外用药及非处方药的专有标识）。

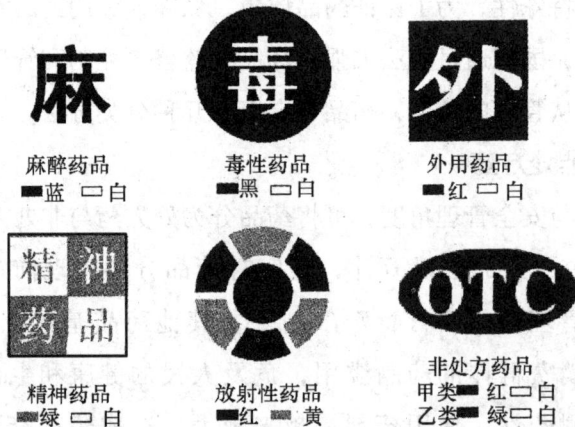

图 4－3　特殊管理药品、外用药及非处方药的专有标示

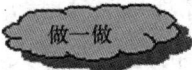

做一做

（1）收集一些空药盒，并分辨出该药品是处方药还是非处方药？

（2）看电视时注意播出的药品广告中，该药品是处方药还是非处方药？

（二）国家基本药物和基本医疗保险用药

从药品的社会价值和功能角度，可将药品分为国家基本药物、基本医疗保险用药。

1．国家基本药物

国家基本药物是指从国家目前临床应用的各类药物中，经过科学评价而遴选出的具有代表性药品，由国家食品药品监督管理部门公布。其特点是疗效确切、不良反应小、质量稳定、价格合理、使用方便。国家保证其生产和供应，在使用中首选。

2．基本医疗保险用药

为了合理控制药品费用，保障职工基本医疗用药，规范基本医疗保险用药范围管理，由国家劳动和社会保障部组织制定并发布《基本医疗保险药品目录》。城镇职工基本医疗保险用药可以进一步分为：甲类目录药品和乙类目录药品。甲类目录药品是临床必需、使用广泛、疗效好，同类药品中价格低的药品；乙类目录药品是可供临床治疗选择使用、疗效好，比甲类目录中的同类药品价格略高的药品。

（三）特殊管理药品

从药品使用时可能产生的危害而国家需要特殊管理的角度，可将药品分为麻醉药品、精神药品、医疗用毒性药品、放射性药品。《药品管理法》第五章第三十五条规定："国家对麻醉药品、精神药品、医疗用毒性药品、放射性药品，实行特殊管理。"国务院制定了《麻醉药品管理办法》、《精神药品管理办法》、《医疗用毒性药品管理办法》、《放射性药品管理办法》。特殊管理核心是对这几类药品的研制、生产、经营、使用、运输、进出口各环节实行严格审批制度，严格控制滥用和流入非法渠道。

1．麻醉药品

麻醉药品是指具有依赖性潜力，能成瘾癖的药品，滥用或不合理使用易产生身体依赖性和精神依赖性。麻醉药品与麻醉药不同，麻醉药是指医疗上用于全身麻醉（如麻醉乙醚）和局部麻醉（如普鲁卡因、利多卡因）的药品，麻醉药具有麻醉作用，但不具备依赖性潜力。麻醉药品包括阿片类、可卡因类、大麻类、合成麻醉药类及其他易产生依赖性的药品，如芬太尼、美沙酮、吗啡、阿片、哌替啶、可待因等。

友情提示

国家规定麻醉药品的包装和标签必须印有专有标识（见图4－3 特殊管理药品、外用药及非处方药的专有标识）。

2. 精神药品

精神药品是指作用于中枢神经系统，使之兴奋或抑制，滥用或不合理使用能产生依赖性的药品。依据精神药品依赖性潜力和危害人体健康的程度，可分为第一类精神药品和第二类精神药品。第一类精神药品（如丁丙诺啡、哌醋甲酯、氯胺酮、三唑仑等）比第二类精神药品（如地西泮、阿普唑仑、艾司唑仑、苯巴比妥、曲马多等）依赖性潜力和对人体健康危害性更大。各类精神药品的品种由国家食品药品监督管理局确定并公布。

友情提示

友情提示：国家规定精神药品的包装和标签必须印有专有标识（见图4－3 特殊管理药品、外用药及非处方药的专有标识）。

相关链接：

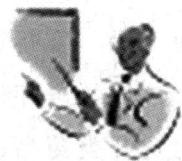

国家对麻醉药品和精神药品生产、经营、使用、运输等实行特殊管理，如麻醉药品实行"五专"管理，零售药店不能调配麻醉药品。具体的麻醉药品品种目录等，请上国家食品药品监督管理局的网站，点击法规文件中的《麻醉药品和精神药品管理条例》查阅，如果想了解具体品种，请在国家食品药品监督管理局网站内搜索、查阅《麻醉药品品种目录》和《精神药品品种目录》。

3. 医疗用毒性药品

医疗用毒性药品是指毒性剧烈、治疗剂量与中毒剂量相近，使用不当会致人中毒或死亡的药品。国家对其实行特殊管理，如包装容器上印有毒药专有标识，生产配料时有2人以上复核，生产记录保持5年备查，经营时要专柜加锁并由专人保管，每次处方剂量不得超过2日极量，处方保存2年备查等。

国家规定医疗用毒性药品的包装和标签必须印有专有标识（见图4-3特殊管理药品、外用药及非处方药的专有标识）。

相关链接：

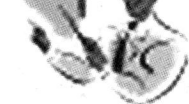

我国相关部门规定的毒性药品管理品种中，毒性中药28种（如砒霜、水银、生马前子、生川乌、生附子、生半夏、生巴豆等），毒性西药11种（如洋地黄毒苷、三氧化二砷等）。想了解毒性药品特殊管理内容的同学，请在国家食品药品监督管理局网站内搜索、查阅《医疗用毒性药品管理办法》。

4. 放射性药品

放射性药品是指用于临床诊断或者治疗的放射性核素制剂或其标记药物。放射性药品与一般药品或麻醉药品、精神药品、医疗用毒性药品的不同之处，就在于它含有放射性核素，能放射出射线。

国家对放射性药品的生产、经营、包装与运输、使用实行特殊管理，如严禁任何单位和个人随身携带放射性药品乘坐公共交通运输工具，医疗单位取得《放射性药品使用许可证》才能使用，收集并定期向所在地药监部门报告使用放射性药品的不良反应情况，放射性药品使用后的废物必须按规定妥善处理，放射性药品包装上印有专有标识等。

相关链接：

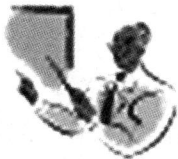

想了解放射性药品特殊管理内容的同学，请在国家食品药品监督管理局网站内搜索、查阅《放射性药品管理办法》。

当今世界，全球化的药物滥用问题已严重危害着人类健康、社会安定和经济发展，已成为当今世界重大的社会问题之一。药物滥用是指人们反复、大量地使用与医疗目的无关的具有依赖性潜力的药物，以致造成不能自控的瘾癖，损害用药者健康并造成严重的社会问题。另一方面，药物滥用也可包括处方药和非处方药不按适应证或不按指示用量应用的问题。如在国内，把不合理使用抗生素、贵重药以及开大处方等也称为"滥用"，这种情况严格地应称为不合理用药。药物滥用的严重危害，主要表现在个人、家庭和社会三方面：滥用者（吸毒者）健康水平下降，人格丧失，道德沦丧，为满足个人解瘾，不惜花费大量金钱购用药品，造成家庭衰败、破裂；甚至不择手段去获取药物满足瘾癖造成犯罪；贩毒集团往往与恐怖主义集团合作，滥用暴力，且采用腐蚀拉拢手段，威胁政治机构的活力，破坏国民经济的发展。在世界范围内对麻醉药品进行管制，已有90多年的历史。90多年来，由于一系列国际条约如《麻醉药品单一公约》、《精神药品公约》和《禁止非法贩运麻醉药品和精神药品公约》的签订及国际麻醉药品管制机构如"联合国麻醉药品委员会"、"国际麻醉药品管制局"、"联合国国际药物管制规划署"的有效协作，使世界范围内的麻醉药品和精神药品管制工作不断取得进展。

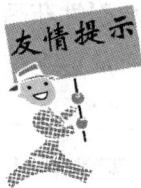

禁毒和防止犯罪是公安部门主管的业务，但和药师也有密切关系。一些毒品和犯罪用的药品有许多是药物。药师掌管着这些药物，应该提高警惕，按照规定和制度，根据处方配发，使药物发挥治病救人的作用。不要让有关药物为不法之徒用来犯罪，危害他人和社会。

六、药品分类应用实例

药品的多种分类方法，各有其特点。在药品生产领域、流通领域、监管领域往往根据相关法规、各领域的性质与要求不同，而采用不同的分类方法。

（一）药品流通领域的药品分类

1. 医院药房

医院药房一般都分为西药房和中药房，为了方便药品调剂，各药房中一般药品的分类先采用按剂型分类，然后将剂型相同的药品再按药理作用分类，同时也要注意将内服药和外用药分类摆放的综合分类方法。特殊管理药品则按国家有关规定分类及储存。

2. 社会药房

社会药房（即零售药店）为了药品管理和销售的方便，一般先将药品按中西药分类，其次将中西药中各类别药品按处方药和非处方药分类，最后将处方药和非处方药中各类别的药品按药理作用分类摆放，同时也要注意将内服药和外用药分类摆放的综合分类方法。以便于消费者选用及药品推介。

3. 药品物流中心

依据药品保管养护的要求，先将药品库分为常温库、阴凉库、冷藏库及其他特殊要求贮藏的药品，在此基础上再将药品按形态剂型进行分类。这种分类方法，既能使药品在规定的贮藏条件保管与养护，确保药品的稳定，又便于药品的入库、出库及调运。

（二）药品生产领域的药品分类

1. 原料药

是指尚待加工成一定形式（剂型）的药物。由于来源不同，可分为化学原料药、生物原料药、中药材等。原料药由相应的、具有合法资格的原料药生产企业生产，其生产的要求往往与制剂不同。

2. 中间体

是指尚未加工成成品的中间产物。广义的药品中间体包括化学合成中间产物、生物合成中间产物、中药提取物及制剂的半成品。如头孢菌属的真菌发酵制得头孢菌素 C，由头孢菌素 C 可分解为 7 - 氨基头孢霉烷酸（7 - ACA），通过 7 - ACA 可合成头孢哌酮、头孢他定、头孢噻肟、头孢曲松等一系列的抗生素，称为头孢菌素（先锋霉素），或半合成头孢菌素。其中头孢菌素 C 为 7 - ACA 的中间体，7 - ACA 则是半合成头孢菌素的原料，半合成头孢菌素是制备各种头孢菌素粉针剂的原料。

3. 制剂

凡根据药典、药品标准或其他适当处方，将原料药物按某种剂型制成具有一定规格的药剂称为制剂。如根据药典的规定，将红霉素原料药按一定的处方、工艺及质量要求，可制成红霉素肠溶衣片（每片 0.1g）、注射用红霉素（每瓶 0.25g）、红霉素眼膏（0.5%）、红霉素软膏（1%）等制剂。

实验与实训 药品分类案例分析

1. **实验目的**

明确特殊管理药品的种类、含义及实施特殊管理的意义。

2. **案例**

2005 年沈阳最大的贩卖哌替啶（杜冷丁）案——"6·10"特大跨省贩卖、运输毒品案被破获。2005 年 5 月末，沈阳禁毒支队二大队从抓获的 5 名吸毒人员处获知，毒品杜冷丁是个叫张德斌的人卖给他们的。6 月 23 日凌晨，警方迅速出击，抓获了刚从山东进货回沈的张德斌及其同伙郑树林，当场缴获杜冷丁针剂 450 支。侦察员发现，张德斌手中的杜冷丁，通过相关单位检查确认，全部是正规厂家生产的医用产品，纯度极高。

根据张郑两人的交代，警方又赶往山东德州，抓获了承包乐陵中医保健院肿瘤科的赵承月和孔镇医院院长张××、花楼医院院长张××、张桥医院院长郭××、翟头堡医院院长崔××等人。至此，山东省一个合法的购"毒"流程曝光出来。首先，赵承月向医院提供大量仿造病历，4 家医院院长授意本院相关科室的医生开具假病历，再由医院经德州市药品监督局建立麻醉药品专用卡（麻卡），然后医院使用"麻卡"到正规销售部门大量骗购杜冷丁，赵承月再以高价买进杜冷丁，通过毒贩，最后杜冷丁流到吸毒者手中。而杜冷丁的价格也从最初的 3.6 元／支，几经转手，以 70 元／支的价格被卖到了吸毒者手中。

沈阳警方抓获 11 名犯罪嫌疑人，缴获毒品医用哌替啶针剂 1000 支，哌替啶片剂 400 粒，并初步查实涉案哌替啶针剂 4100 支、片剂 20800 粒和氯胺酮 20 支（图 4-4）。

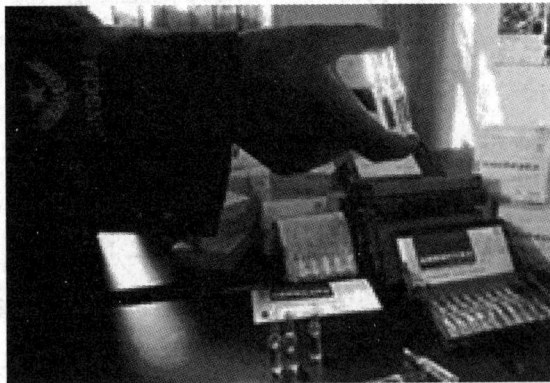

图 4-4 查获的"毒品"

3. 结合案例，请进行对话

师：我国实行特殊管理的药品有哪几种？

生：

师：麻醉药品、精神药品与一般药品有何不同？

生：

师：何为依赖性？身体依赖性与精神依赖性有什么不同？

生：

师：麻醉药品与一般的麻醉药有何不同？

生：

师：第一类精神药品与第二类精神药品有何不同？

生：

师：药物滥用有何危害？

生：

师：案例中的杜冷丁和氯胺酮分别属于哪类特殊管理药品？

生：

师：我国对特殊管理药品实施特殊管理的法规有哪些？

生：

师：案例中的杜冷丁等药品为什么是毒品？

实验与实训　药品分类

1. 实训目的

能根据分类要求对药品进行分类。

2. 实训材料

各种药品空盒或空瓶（包括中药、化学药品）若干。

3. 学生分组

每 4 人一组。

4. 药品分类实训要求

（1）按药品与非药品分类。

注明：训练完此项后将非药品放一边。

（2）按处方药与非处方药分类。

（3）找出特殊管理药品。

（4）按给药途径分类。

即：经胃肠道给药途径：

非经胃肠道给药途径：

（5）按药品形态分类。

①固体制剂：

②半固体制剂：

③液体制剂：

④气体制剂：

（6）按中药与西药分类。

（7）将经胃肠道给药途径的西药按作用分类。

第三节　药物的体内过程

从药物进入机体至排出体外的过程，称为药物的体内过程。它包括药物吸收、分布、代谢和排泄，其中，吸收、分布与排泄统称药物的转运，代谢和排泄称为药物的消除。药物的体内过程可用模式图（图 4-5）表示。

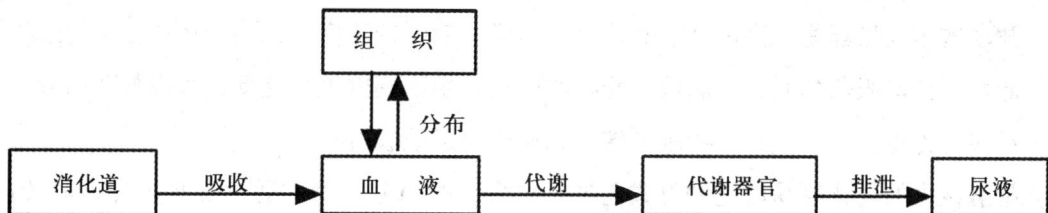

图 4-5　药物体内过程模式图

一、药物通过生物膜的转运

药物及营养物质在体内的转运（吸收、分布和排泄）都要通过各种组织的细胞所组成的膜，如胃肠道黏膜、毛细血管壁、肾小管壁、血脑屏障等，进入细胞则须通过细胞膜。这些膜统称为生物膜。因此，药物的转运实质上是药物通过生物膜的过程。生物膜的结构特点：①主要由脂质、蛋白质及少量多糖等构成的类脂双分子层；②膜中的脂质主要是磷脂，呈双分子层，起支架作用，头部为亲水性，向膜外表，尾部为两条尾巴的疏水性，向膜内部；③蛋白质镶嵌于脂质分子中，能与药物可逆性结合，起到药物载体转运的作用；④膜上有孔道（即：细胞间空隙），贯穿膜内外，可供小分子水溶性药物透过；⑤药物可通过脂质、蛋白质或孔道而进行转运。生物膜的结构见图4-6和图4-7所示。

药物通过生物膜的能力主要决定于药物的脂溶性、解离度及分子量，其转运机制主要通过被动转运、主动转运、促进扩散和膜动转运四大类。

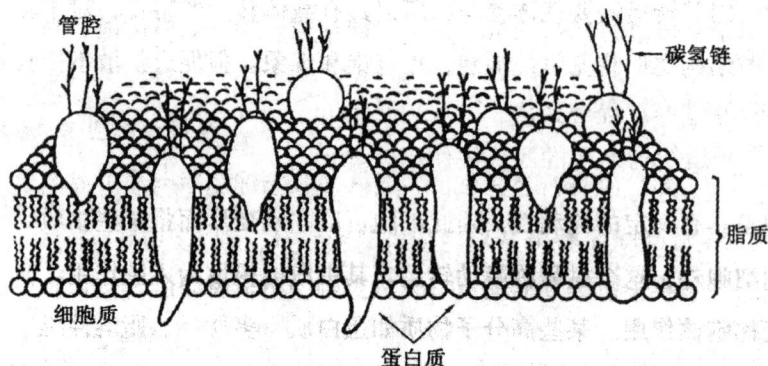

图4-6　生物膜镶嵌结构模式

（一）被动转运

被动转运是指药物由高浓度一侧通过生物膜扩散到低浓度一侧的转运过程，此过程不消耗能量。如口服药物后，胃肠液中药物浓度高，生物膜内侧浓度低，大多数药物分子能以被动转运为主要方式透过生物膜，转运到血中完成吸收过程。

脂溶性大的药物容易以这种方式通过，水溶性的小分子物质通过含水小孔扩散转运，亦属此类转运。这种转运方式受药物解离度的影响，即非解离型药物的极性小，脂溶性大，容易转运。

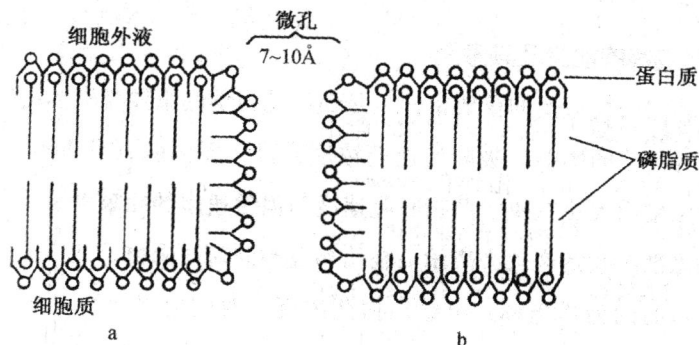

图 4-7　具有微孔的生物膜模型图

（二）主动转运

是指借助于载体蛋白的帮助，药物分子由低浓度区域向高浓度区域逆向转运的过程，此过程需要消耗能量。一些生命必需的物质如氨基酸、单糖、Na^+、K^+、I^-、水溶性维生素等都是以主动转运方式通过生物膜而被吸收。

主动转运的特点是逆浓度梯度转运、需要载体、消耗能量、有饱和与竞争抑制现象。

（三）促进扩散

有些药物的转运需要载体，但不能逆浓度梯度进行，而是由高浓度向低浓度区扩散，称为促进扩散。因其转运需要载体参与，所以具有载体转运的特性，对于转运的药物有专属性要求，可被结构类似物竞争性抑制，也有饱和现象。但促进扩散不依赖于细胞代谢产生的能量，而且促进扩散速度要比被动转运的速度快得多。如 D - 葡萄糖、D - 木糖、季铵盐类药物的转运属于促进扩散。

（四）膜动转运

由于细胞膜具有一定的流动性，因此细胞膜可以主动变形而将某些物质摄入细胞内或从细胞内释放到细胞外，这个过程称膜动转运，其中向内摄取为入胞作用，向外释放为出胞作用。某些高分子物质如蛋白质、多肽类、脂溶性维生素和重金属等可通过此途径转运吸收。

二、吸收

药物从给药部位进入血液循环的过程称为吸收。根据吸收部位的不同，可将其分为经胃肠道吸收与胃肠道外吸收。

（一）胃肠道吸收

胃肠道是营养成分和药物吸收最重要的部位，药物透过胃肠道上皮细胞后进入血液，随体循环系统分布到各组织器官而发挥疗效。所以，口服给药的胃肠道吸收是产生药物疗效的重要前提。胃肠道主要由胃、小肠和大肠三大部分组成（图4-8），其中以小肠吸收最为重要。

1. 胃

胃为消化道中最为膨大的部分，与食管相接的部分为贲门，与十二指肠相连的为幽门，中间部分为胃体部。口服药物在胃内的停留过程中大部分崩解、分散和溶解。胃内壁是由黏膜组成，黏膜表面虽然有许多皱襞，但缺少绒毛，因此与小肠相比，胃的表面积较小，主要是一些弱酸性药物的吸收部位。

2. 小肠

小肠由十二指肠、空肠和回肠组成，全长约3～6m。十二指肠与胃相连，胆管、胰腺管开口于此，排出胆汁和胰液，帮助消化和中和部分胃酸，使pH升高。小肠黏膜表面有环状皱襞，黏膜上有大量的绒毛和微绒毛（图4-9和4-10），故有效吸收面积很大（约达200m²，见图4-11），是药物吸收的主要部位。

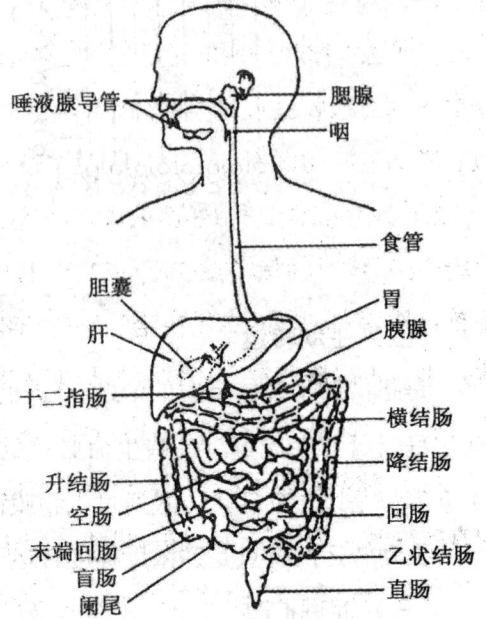

图4-8　人体胃肠道解剖图

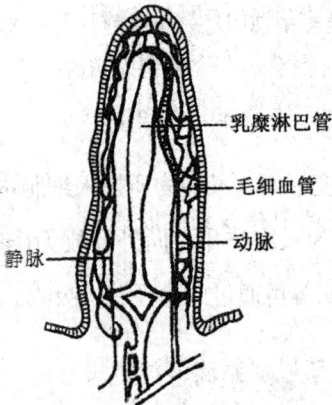

图4-9　小肠绒毛示意图

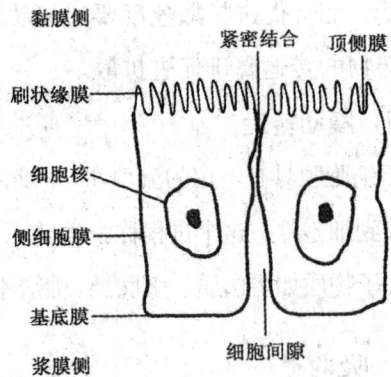

图4-10　小肠微绒毛示意图

构造	表面积的增加度	表面积 cm²
圆筒形的内面积	1	3 300
皱襞	3	10 000
绒毛	30	100 000
微绒毛	600	2 000 000

4cm
260cm

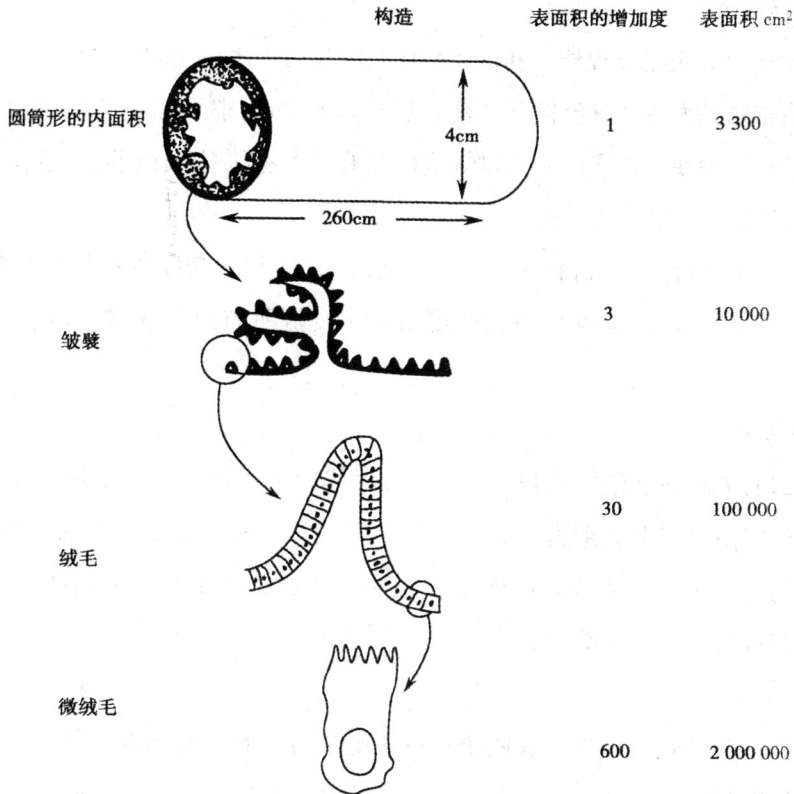

图 4-11 小肠黏膜表面积

3. 大肠

大肠是由盲肠、结肠和直肠组成。大肠比小肠粗而短，黏膜上有皱襞，但无绒毛和微绒毛。有效吸收面积比小肠小得多，因此不是药物吸收的主要部位。大肠的主要功能是储存食物糟粕、吸收水分、无机盐及形成粪便。[但直肠下端接近肛门，血管相当丰富，是直肠给药（如栓剂）的良好吸收部位。

友情提示

胃肠道吸收的药物必须经肝门静脉进入肝脏，在肝脏代谢酶的作用下，一部分的药物被生物转化（即代谢），最终使进入体循环的药量减少，这一现象称为首过消除或首过效应。

（二）胃肠道外吸收

胃肠道外吸收的特点是：都不受胃肠道 pH 和酶的影响。

1. 注射部位吸收

除静脉给药没有吸收过程外，其他途径如肌内注射、皮下注射等都有吸收过程。注射部位周围一般有丰富的血液和淋巴循环，药物透过血管壁时间短、影响吸收的因素比口服少，故一般注射给药吸收快，不受肝脏首过效应的影响，生物利用度比较高，适合于急救给药。

2. 口腔吸收

当采用舌下给药时（如硝酸甘油片、速效救心丸等），药物直接从口腔黏膜吸收，经颈内静脉到达血液循环。优点是吸收速度快，不受肝脏首过效应的影响，适合于急救给药。

3. 肺部吸收

药物肺部的吸收在肺泡中进行，肺泡总面积达 $100 \sim 200 m^2$，与小肠的有效吸收表面很接近。肺泡壁由单层上皮细胞组成，并与毛细血管紧密相连，毛细血管血流十分丰富。肺的解剖结构决定了药物能够在肺部十分迅速地吸收，肺部吸收的药物可直接进入体循环，不受肝脏首过效应的影响。

4. 直肠吸收

直肠给药后的吸收途径主要有两条：一条是通过直肠上静脉进入肝脏，经肝脏首过效应后再进入体循环；另一条是通过直肠中、下静脉和肛门静脉，绕过肝脏，经下腔大静脉直接进入体循环，避免肝脏的首过效应。因此，通过吸收起全身作用的栓剂直肠给药时，应塞入距肛门 2cm 处为宜，这样可有 $50\% \sim 75\%$ 的药物不经过肝脏直接进入体循环。

5. 其他部位的吸收

如经皮吸收、眼用药剂的吸收、鼻黏膜吸收、阴道黏膜吸收等。这些部位的用药主要以局部作用为主。

说一说

（1）哪些给药途径可避免肝脏的首过消除效应？

（2）为什么小肠是药物吸收的主要部位？

（三）影响药物吸收的因素

口服药物是通过患者胃肠道吸收起作用的，所以影响药物吸收的因素主要包括药物因素和用药患者的机体因素。

1. 药物因素

药物因素主要包括药物理化性质和制成制剂的剂型对吸收的影响。

（1）药物理化性质的影响：药物的脂溶性、解离度、粒度和多晶型均能影响药物的吸收。

脂溶性的影响：适度的脂溶性有助于药物穿透生物膜类脂双分子层，进入血液循环，实现吸收。

解离度的影响：弱电解质类药物处在分子（非解离型）状态时，具有一定的脂溶性，可以透过生物膜，而在离子状态时，则不能透过生物膜类脂双分子层而几乎不被吸收。

粒度：对难溶或溶解缓慢的药物来说，药物的粒径越小，表面积越大，溶解速度越快，从而促进吸收。如灰黄霉素、螺内酯等因在体液中溶解较慢，其大粒结晶不能完全被吸收，因此要求其以微粒结晶应用。

多晶型：化学结构相同的药物，可因结晶条件不同而得到晶格排列不同的晶型，这种现象称为多晶型现象。晶型不同的化合物化学性质虽相同，但它们的物理性质如密度、硬度、熔点、溶解度、溶出速率等可能不同，包括生物活性和稳定性也有所不同。多晶型中的稳定型熔点高、溶解度小、化学稳定性好，亚稳定型的熔点较低，溶解度大、溶出速率也较快。因此亚稳定型的生物利用度高，而稳定型药物的生物利用度较低，甚至无效。如氯霉素 B 型结晶较 A 型结晶易于被吸收。

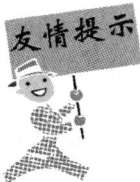

友情提示

基于药物的理化性质对吸收的影响，药品生产企业在制剂处方设计时要考虑到这些因素的影响，尽可能提高药物的口服吸收率（是指按规定剂量口服药物，有多少可进入体内，一般按百分率计算）。

（2）药物剂型的影响：药物剂型不同时，给药部位及吸收途径可能不同，且药物从制剂中溶解释放的速度也不同，所以影响药物在体内吸收的速度和吸收的量。口服给药是最常用、最简便和最经济的给药途径，药物在胃肠道中被吸收的前提是，药物从制剂中溶出成溶液，并扩散到胃肠液中，然后才能以不同的转运方式透过生物膜，进入血液循环系统，从而产生药效。

口服给药的药物由于剂型的不同，药物从制剂中溶出速度不同，所以药物吸收速度和程度（吸收量）有差异，这些差异影响了药物的起效时间、作用强度、作用持续时间和不良反应等。常用口服剂型的吸收从快到慢的顺序是：溶液剂＞混悬剂＞散剂＞胶囊剂＞片剂＞包衣片剂。这种顺序虽然不能作为固定不变的规律，但也有一定的指导意义。

溶液剂：是以药物溶液形式给药，所以可以直接扩散到胃肠液中，被吸收进入血液循环系统。即：溶液剂→扩散→吸收。

混悬剂：是固体药物微粒分散在液体溶剂中制成的液体药剂，其药物微粒很细。口服后药物微粒容易溶出成溶液，并扩散到胃肠液中，被吸收进入血液循环系统。即：混悬剂→溶出（快）→扩散→吸收。

散剂：散剂是药物粉碎后的细粉混合均匀制成的粉末状固体制剂。口服后散剂中药物要溶出成溶液（但散剂粒径比混悬剂颗粒稍大，且是固体制剂，所以溶出速度比混悬剂稍慢），并扩散到胃肠液中，被吸收进入血液循环系统。即：散剂→溶出（稍慢）→扩散→吸收。

胶囊剂：胶囊剂是将药物填充到空胶囊壳中制成的固体制剂。空胶囊壳的主要成分是明胶，明胶具有水溶性，所以口服后囊壳在胃内易被胃液溶解破裂，药物可迅速分散到胃肠液中，然后药物溶出成溶液，并扩散到胃肠液中，被吸收进入血液循环系统。即：胶囊剂→囊壳崩解（快）→溶出→扩散→吸收。

片剂：片剂是指药物和赋形剂混合均匀后由压片机压制成的片状制剂。因为在制备过程中使用了粘合剂、崩解剂和压力，所以片剂口服后在胃肠液中首先要崩解成颗粒，颗粒再崩解成细颗粒，药物才能溶出成溶液，并扩散到胃肠液中，被吸收进入血液循环系统。即：片剂→崩解（稍慢）→再崩解→溶出→扩散→吸收（图4-12）。

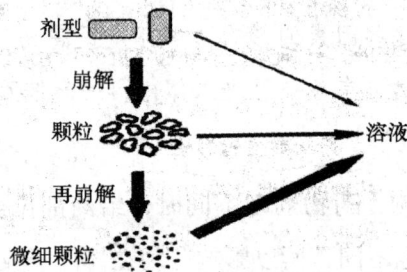

图4-12　固体制剂在胃肠道的崩解、溶出状态示意图

包衣片剂：包衣片是在片芯外包多层衣料制成的片剂。因包衣层的影响，包衣片口服后在胃肠液中的崩解比片剂要慢，即：包衣片剂→崩解（慢）→再崩解→溶出→扩散→吸收。

友情提示

基于药物剂型对吸收的影响，药师在推介药品时要注意结合患者的病情和年龄，推介合适的剂型给患者使用。如：幼儿发热时，宜推介退烧药的溶液剂或颗粒剂，既方便服用，又达到吸收快、退烧快的作用。

2. 机体因素

患者的胃肠道 pH、胃排空速度和食物等都可能影响药物的吸收。

（1）胃肠道 pH 的影响：胃液的主要成分是胃酸（pH 为 1~2），弱酸性药物在胃液中主要以分子状态存在（非解离型），吸收较多，进入肠道后，随着 pH 的上升（pH 为 5~8），弱酸性药物在肠液中主要以离子状态存在（解离型），吸收逐渐减少。

若疾病（如十二指肠溃疡使胃酸分泌增加）或某些同服的药物（如弱酸性药、弱碱性药或抑制胃酸分泌的药物）改变胃肠道 pH，则可对弱酸性或弱碱性药物的吸收产生影响。

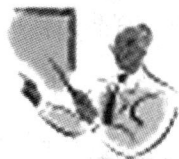

相关链接：

药物的解离及与 pH 的关系请查阅《基础化学》或《药用化学》。

说一说 弱碱性药物在胃中还是在小肠中吸收更多？为什么？

（2）胃排空速率的影响：胃内容物经幽门向小肠排出称胃排空，单位时间胃内容物的排出量称胃排空速率。口服药物以小肠吸收为主，胃排空速率反映了药物到达小肠的速度，故对药物的起效快慢、药效强弱和作用持续时间均有影响。

当胃排空速率增加时（如服用药物多潘立酮、西沙必利），其他同服的药物到达小肠的时间加快，结果使多数药物吸收速度加快。

想一想 若胃排空速率减慢时（如服用药物阿托品、丙胺太林），对其他同服药

141

物的吸收有何影响?

（3）食物的影响：食物能减慢胃排空速率，推迟药物在小肠的吸收；食物的存在使胃内容物黏度增大，减慢了药物向胃肠壁扩散速度，影响药物的吸收；但食物中含有较多的脂肪时，能促进胆汁的分泌而增加血液循环的流速，有利于药物的吸收；食物的存在可减少对胃有刺激性药物的刺激作用。

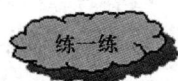

练一练　对胃刺激性大的药物（如阿司匹林片），应如何指导患者服用?（　　）

A. 空腹　　　　B. 饭前　　　　C. 饭后

三、分布

药物的分布是指药物从给药部位吸收进入血液后，由循环系统运送至体内各脏器组织的过程。药物在体内的分布是不均匀的，如有些药物主要分布于肝、肾脏等消除器官，有些药物分布于脑、皮肤和肌肉组织，有些药物能通过胎盘进入胎儿体内，有些药物可通过乳腺分泌到乳汁中。药物分布的基本模型图见图 4-13。

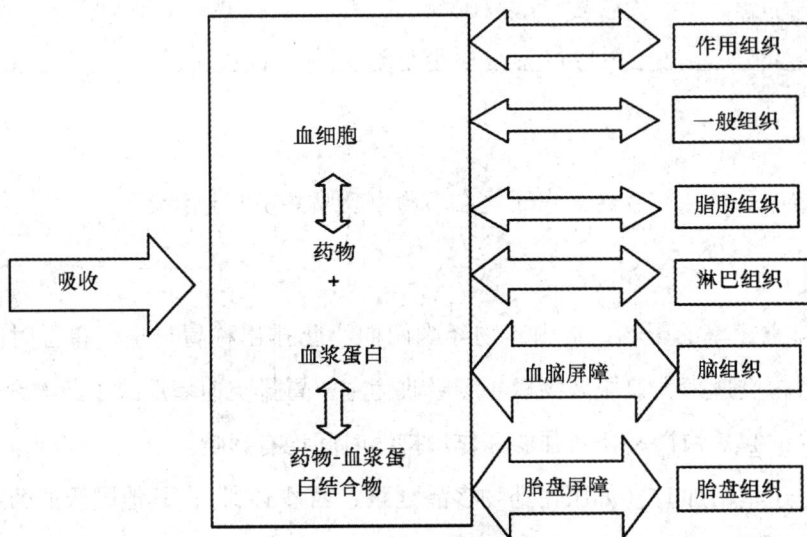

图 4-13　药物分布的基本模型

（一）相关概念

1. 血浆蛋白结合率

许多药物进入血液循环后，一部分以游离型状态存在，可透过血管壁进入作用组织而发挥作用；另一部分与血浆蛋白结合，形成结合型药物，结合型药物因是大分子物质，不能透过血管壁进入作用组织，所以暂时失去药理活性。

药物与血浆蛋白结合是可逆的，当血中游离药物减少时，结合型药物可分解释放出游离型药物。各种药物具有各自的蛋白结合性能，即具有不同的结合率（以结合型药物与总药物浓度比值的百分数表示）。结合性能强的可高达95%～98%，而结合性能弱的只有百分之十几。蛋白结合率较高的药物往往疗效较持久。

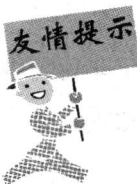

友情提示：若机体血浆蛋白低下或合用药物竞争与血浆蛋白结合，则使血中游离药物增多，而增强药物的作用和毒性。

2. 表观分布容积（Vd）

是指药物在体内分布达到动态平衡时，体内药量（D）与血药浓度（C）的比值：$Vd = D/C$。其数值在理论上表示体内药物应占有的体液容积，而并非药物在体内真正占有体液的容积，故称"表观"二字。Vd值可按70kg的机体表达（如 $Vd = 35L$），也可按千克体重表达（如 0.5L/kg）。

一个体重70kg的正常人的体液总容量约为35L，其中血浆 3L、细胞外液 8L、细胞内液 24L。若 Vd = 血浆容量，则说明药物仅分布于血液内。某些药物（如氨基比林）的 Vd 相当于体液总量，说明药物分布于全身血浆和体液中。还有许多药物，它们的 Vd 大于体液总量，说明有相当多的药物分布到某些器官或组织中去。

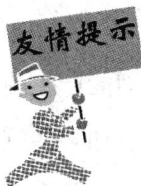

143

人们利用 Vd 值对药物在体内的分布作大致推测。如 Vd 值大，表示其分布广；Vd 值小，表示其分布有限。

（二）影响分布的因素

药物的分布主要与下列因素相关。

1. 药物与血浆蛋白结合率

当药物与血浆蛋白结合率较高时，意味着能自由向体内各组织器官转运（即分布）的游离药物大大减少，从而影响到药物在作用部位的疗效。

2. 组织血流量

进入血液循环的药物随血流转运到达不同的组织器官中，除中枢神经系统外，药物透过毛细血管壁的快慢，主要取决于血液循环的速度，在血流量丰富的组织器官中，药物的分布就迅速而且数量较多，所以流经各组织器官的动脉血流量是影响分布的一个重要因素。

3. 药物与组织的亲和力

药物与组织细胞中的各种成分（如蛋白、脂肪等高分子物质），也可以发生非特异性的结合。对于与组织亲和力大的药物，其在组织中的分布浓度高于在血浆中的浓度。

4. 体内屏障（血脑屏障、胎盘屏障）

在血液与脑、血液与脑脊液及脑脊液与脑之间存在着限制物质交换的屏障，这三种屏障总称为血脑屏障。脑毛细血管内皮细胞间紧密连接，基底膜外还有一层星状细胞包围，药物较难穿透此屏障进入脑脊液，这是大脑的自我保护机制。胎盘屏障是胎盘绒毛与子宫血窦之间的屏障，其通透性与一般毛细血管无显著差别，只是到达胎盘的母体血流量少，进入胎儿循环较慢。

友情提示

很多药物都能穿透胎盘进入胚胎循环，所以，在妊娠期应禁用对胎儿发育有影响的药物（如三唑仑、己烯雌酚、利巴韦林、乙醇、四环素等）。

（三）分布与疗效的关系

如果药物分布的主要器官和组织正是药物的作用部位，并维持有效浓度，则能产生药物效应；如果药物分布于非作用部位，则导致药物在体内蓄积，产生毒副作用。如某些抗肿瘤药广泛分布于体内各系统，对肿瘤组织和细胞没有选择性，故具有多系统严重的毒性作用。

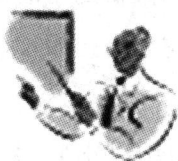

相关链接:

一个理想的药物应该能选择性地分布到需要发挥疗效的作用部位（靶器官），并在必要的时间内维持一定的浓度，尽量少地向其他无关部位分布，以保证药效的高度发挥和安全性。所以，可以将药物制成靶向制剂（如脂质体），用药后能使更多的药物分布到靶区，而减少非靶器官的分布，从而提高疗效，减少不良反应。关于靶向制剂的详细内容请参阅《现代药物制剂技术》或《药剂学》。

四、代谢

药物作为外来性物质，机体的反应是尽可能地将其排除。药物被机体吸收后，在体内各种酶作用下，发生一系列化学反应，导致药物化学结构改变，这就是药物的代谢过程，又称生物转化。

（一）代谢的部位

药物代谢酶通常分为微粒体酶系统和非微粒体酶系统二大类。肝微粒体的细胞色素P450酶系统是药物代谢的主要酶系统，故又称肝药酶，所以肝脏是药物代谢最重要的器官。非微粒体酶系统在血浆、胎盘、肾、肠黏膜等均有存在。

（二）代谢机制

药物代谢过程是在代谢酶系统的作用下，分二个阶段进行。第一阶段反应是药物分子本身通过氧化（如别嘌呤醇、保泰松等）、还原或水解（如普鲁卡因、阿托品等）反应，使药物结构中增加了极性基团，药物分子的水溶性增大。第二阶段是发生结合反应，也就是第一阶段的代谢产物与体内的葡萄糖醛酸或硫酸结合，形成水溶性大、极性强的代谢物，从而可以溶解在尿中，随尿排出体外。

（三）影响药物代谢的因素

1. 酶抑制和酶诱导作用对代谢的影响

药物是在代谢酶的作用下，发生化学反应，使代谢物的水溶性增大、极性增强，从而可以随尿排出体外。所以，影响代谢酶活性（如诱导使其活性增强或抑制其活性），均可影响药物的代谢（使代谢加快或减慢）。

（1）酶诱导作用对代谢的影响：凡是能诱导药物代谢酶活性增强，这种作用称为酶诱导作用，具有这种作用的物质称为酶诱导剂，如苯巴比妥、苯妥英、尼可刹米、甲苯磺丁脲等药物。酶诱导的结果是使肝药酶活性增强，药物代谢加快，从而降低药物的作用。如巴比妥类药物具有酶诱导作用，可加快氯丙嗪、双香豆素类、强力霉素、口服避孕药、苯妥英等药物代谢。

（2）酶抑制作用对代谢的影响：凡能抑制药物代谢酶的活性，使药物的代谢水平下降，这种现象称为酶抑制作用，具有这种作用的物质称为酶抑制剂，如临床常见的氯霉素、双香豆素、异烟肼、西咪替丁、对氨基水杨酸等。酶抑制的结果是使肝药酶活性降低，药物代谢减慢，导致药物作用及毒副作用增加。如氯霉素通过抑制肝药酶的活性，导致同用的甲苯磺丁脲代谢减慢，引起低血糖；氯霉素也能抑制苯妥英钠的代谢，可能产生眼球震颤及精神紊乱等苯妥英钠中毒症状。西咪替丁抑制普萘洛尔代谢，可致明显的心动过缓。

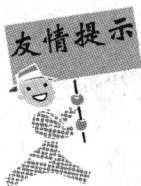

友情提示

药师在审查药物配伍应用时，应注意配伍的药物中是否有酶诱导或酶抑制作用，否则会影响药物的作用或产生毒副作用。

2. 机体因素对代谢的影响

影响药物代谢的机体因素主要是年龄差异和病理条件差异。

（1）年龄对代谢的影响：老年人由于各种器官功能逐渐衰减，所以药物代谢减慢；儿童由于各种脏器正处于发育阶段，所以药物代谢减慢。

（2）病理状况对代谢的影响：肝病患者由于肝功能不全，导致药物代谢减慢。

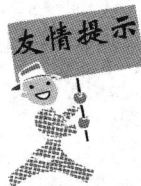

友情提示

若患者因机体因素的原因引起药物代谢减慢时，容易导致药物作用和毒副作用增强，因此应该适当减少用药剂量，如老年人的剂量为成人剂量的3/4，儿童剂量应该按体重计算或按年龄折算等。

（四）代谢的意义

1. 促进药物排泄

代谢是许多药物消除的重要途径。许多脂溶性药物不易从体内排泄，当它们从肾小球滤过后又可被肾小管重吸收进入血液循环。多数药物经代谢后活性降低，即从活性药物变成无活性的代谢物，称为灭活。代谢产物的极性通常较母药为大，水溶性增强，不易被肾小管重吸收。因此，代谢能促进药物从肾脏排出，即起"解毒"作用。

2. 使药物活性增强

即药物经代谢后，表现出药理作用增强。如临床上应用几十年的解热镇痛药非那西丁在体内转化为代谢物对乙酰氨基酚，该代谢物的解热镇痛作用比非那西丁明显增强。

3. 使药理作用激活

有一些药物本身没有药理活性，在体内经代谢后产生有活性的代谢产物。如左旋多巴在体内经酶解生成多巴胺才能发挥治疗作用。

4. 产生毒性代谢物

有些药物如呋喃苯胺酸、阿霉素、异烟肼等经代谢后可形成毒性代谢物。如异烟肼在体内的代谢物乙酰肼可引起肝脏的损害。

五、排泄

体内药物以原形或代谢物形式通过排泄器官排出体外的过程，称为药物的排泄。排泄和代谢一起构成了药物的消除。

（一）排泄的途径

1. 肾脏排泄

肾脏是大多数药物排泄的最重要器官。肾的基本解剖单位是肾单位，肾单位是由肾小球和肾小管（分为近曲小管、髓袢和远曲小管）组成。肾单位的基本功能是排泄体内代谢废物和外来物质（如药物），保持水分和电解质平衡。肾排泄是肾小球滤过、肾小管分泌和肾小管重吸收三者的综合作用结果。

（1）肾小球滤过：药物以膜孔扩散方式滤过，滤过率较高。药物与血浆蛋白结合物是大分子物质，所以不能滤过。

（2）肾小管分泌：有机酸类药物（如磺酸类、青霉素类）以及有机碱（如普鲁卡因胺、吗啡）等都在肾小管内分泌。分泌过程是主动转运过程。

（3）肾小管重吸收：大多数情况下，药物从肾小管远曲小管的重吸收与在消化道时一样，按被动转运方式进行。因此脂溶性药物、未解离型药物吸收更多，受尿液的 pH 和尿量等因素影响。

2. 胆汁排泄

胆汁排泄也是药物排泄的比较重要途径。某些药物或代谢物经胆汁进入十二指肠后，在小肠部分药物被重新吸收返回肝脏，进入体循环，然后再分泌，直至最终从肠道排出的现象，这就是肠肝循环（肠肝循环流程图见图4－14）。这些药物多数以葡萄糖醛酸结合物的形式从胆汁中排泄，在肠道内被细菌丛的β－葡萄糖醛酸水解酶水解，成为原形药物，脂溶性增大，故在小肠中被重新吸收。如地高辛、氨苄青霉素、卡马西平、氯霉素、吲哚美辛、螺内酯等药物都存在肠肝循环。由于肠肝循环的存在，药物在血中停留时间延长（即作用时间延长）。

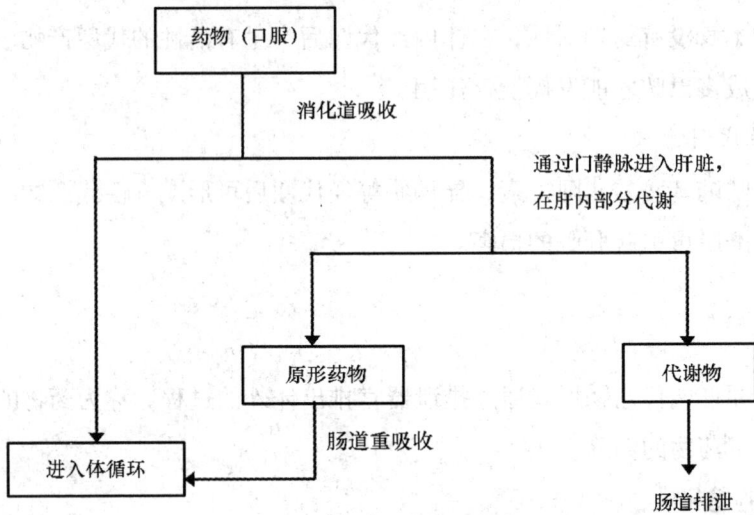

图4－14　肠肝循环流程示意图

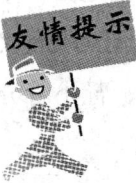

友情提示

有肠肝循环的药物中毒时，可采用阻断肠肝循环等措施以减少吸收，达到解毒的目的。

3. 其他排泄途径

除了上述途径外，尚有唾液、汗腺、乳腺、眼泪、呼吸道和肠道排泄等，这些途径排出药量一般较少。

（二）影响排泄的因素

1. 肾功能

当肾功能不全时，药物的排泄将显著减慢，药物的作用时间延长。

2. 尿液 pH

弱酸和弱碱性药物的解离度可随尿液的 pH 变化。对弱酸性药物而言，尿液 pH 升高（如用碳酸氢钠碱化尿液）将增加药物解离，解离型药物增加，重吸收减少，所以排泄量增加。对于弱碱性药物，尿液 pH 升高将减少药物解离，非离子型药物增加，重吸收增加，所以排泄量减少。

友情提示

临床上可利用尿液 pH 对药物排泄的影响解救药物中毒。如巴比妥类药物（弱酸性）中毒，可采用碳酸氢钠碱化尿液，加速巴比妥类药物排泄，达到解毒的目的。

说一说

当尿液 pH 降低时，对弱酸性药物的排泄有何影响？对弱碱性药物的排泄有何影响？氨基糖苷类抗生素（弱碱性）中毒时，如何解救呢？

3. 尿量

大部分药物在肾小管中的重吸收是被动转运，其重吸收的速率依赖于尿中药物浓度。当尿量增加时，药物在尿液中的浓度下降，重吸收减少，排泄增加。

友情提示

临床上有时通过输液或合并用利尿剂来增加尿量，从而促进某些药物的排泄，可用于药物中毒患者的解毒。

说一说

若患者的尿量减少时，对药物（或代谢废物）的排泄有何影响？

149

4. 竞争分泌

肾小管分泌药物是由主动转运弱酸或弱碱的两个转运系统组成，弱酸转运系统分泌的药物有青霉素、丙磺舒、吲哚美辛、氢氯噻嗪等弱酸性药物；弱碱转运系统分泌的药物有多巴胺、普鲁卡因胺、吗啡等弱碱性药物。如通过同一个转运系统转运的两种药物合用时，则可产生竞争抑制。如丙磺舒与吲哚美辛合用时，可减少吲哚美辛的排泄，提高吲哚美辛的血药浓度，其作用和毒性也会随之增加。

说一说　　丙磺舒与青霉素合用时，对青霉素的排泄和药理作用有何影响？

（三）排泄的意义

1."排毒"作用

排泄是药物消除的重要途径。药物经肝脏后，代谢产物的极性通常较母药为大，水溶性增强，不易被肾小管重吸收。因此，可随尿排出体外，即起"排毒"作用。

2.排泄与疗效关系

当药物的排泄速度增大时，血中药物量减少，药效降低，甚至无效；当药物的排泄速度降低（如药物相互作用或肾功能不全）时，血中药物量增加，药效增强，甚至出现中毒现象。

友情提示　　肾功能不全患者因对药物的排泄速度减慢，所以，应注意减少用药剂量。慎用肾毒性大的药物（如链霉素、卡那霉素、庆大霉素），以免加剧肾毒性。

实验与实训　药物的体内过程

1.实训目的

知道药物分布对药物作用的影响，说出酶抑制和酶诱导对代谢的影响，解释影响肾排泄的因素。

2.实训内容

（1）分布：四环素类药物包括四环素、多西环素和土霉素，被人体吸收以后，与磷酸钙结合，沉积在生长阶段的骨骼和牙齿上，影响骨骼的正常生长，使牙釉质发育不良，牙齿色素沉着、染成棕黄色，并容易形成龋齿，导致所谓的"四环素牙"。据报道动物产品中残留的兽用四环素药物也有可能对人体产生不良影响。

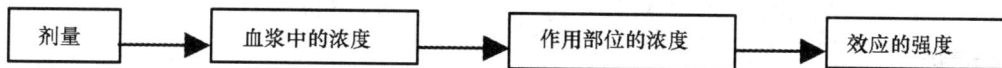

请分组讨论四环素的分布情况，形成四环素牙的原因是什么？哪类人群应该慎用该类药呢？

（2）代谢实例分析如下。

新生儿黄疸包括新生儿胆红素增高的一系列疾病。以巩膜、皮肤黄染为特征。常用苯巴比妥，加用尼可刹米作退黄治疗。请分析苯巴比妥、尼可刹米有何作用？为什么可用于新生儿黄疸的治疗？

某患者同服西咪替丁、华法林，结果华法林抗凝血作用增强而出现皮下出血。请根据所学的知识分析其原因。

某嗜酒的糖尿病患者，服用甲苯磺丁脲来降低血糖，但降糖疗效较差。请分析其原因。

（3）排泄实例分析如下。

王某为结核病患者，由于治疗的需要医师让加用了利福平（呈红色），服药后两个多小时，他急匆匆地赶去医院，对医师说："不得了啦，我吃了你开的药，尿血啦！"请分析王某"尿血"的可能原因。

碱性药物（如氨茶碱、红霉素）与酸性药物（如维生素 C）合用，对碱性药物的排泄有何影响？对碱性药物的药效有何影响？

第四节　药物代谢动力学

一个已知剂量的全身作用药物必须通过以下途径以一定浓度达到作用部位产生其特有的效应：

| 剂量 | → | 血浆中的浓度 | → | 作用部位的浓度 | → | 效应的强度 |

由此可见，血浆药物浓度虽然与药物剂量密切相关，但也取决于药物吸收、分布、代谢和排泄的程度和速度，这种浓度随时间而变化的，而这种变化往往是与药物效应的变化相平行发生的。因此，在不同时间内研究血浆药物浓度的变化，在评价药物的治疗和毒性作用方面具有重要意义，在选择和调整药物剂量和给药间隔时间方面也是非常有用的。

一、体内药量变化的时间过程

血药浓度是体内药物量变的重要指标，是药物动力学的重要参数。血药浓度受药物吸收、分布、代谢与排泄的影响。吸收使血药浓度升高，而消除（代谢与排泄）使血药浓度降低，故血药浓度的大小取决于药物吸收速度与消除速度的相对大小，药物在体内变化的过程可用血浆药物浓度随时间的变化来表示。

（一）药–时曲线

在给药后不同时间采血，测定血药浓度，以血药浓度为纵坐标，以时间为横坐标，可绘出血药浓度–时间曲线，简称药–时曲线。通过药–时曲线可定量地分析药物在体内的动态变化，直观地表明人体内药物的"量"随"时间"延长而变化的规律，故常常用于研究药物在体内的"消"、"长"。图4–15为非肌肉注射给药的药–时曲线。

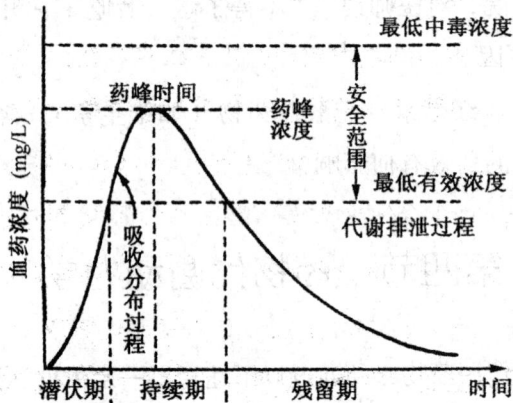

图4–15 肌肉注射给药的药–时曲线

友情提示

药–时曲线升段主要是吸收过程（此时消除过程已经开始），曲线在峰值浓度时吸收速度与消除速度相等，曲线降段主要是药物的消除过程。

（二）相关术语及其意义

1. 潜伏期

是指用药后到开始出现疗效的一段时间，主要反映药物的吸收和分布过程。

友情提示

静脉注射给药一般无潜伏期。

2. 药峰浓度（峰值）

是指药－时曲线中血药浓度所达到的最高值，通常与药物剂量成正比。由于在一定范围内药物的"量"与"作用强度"存在线性关系，故常用峰值的高低表示药物作用的强度。

友情提示

如果血药浓度过高，则药物作用的强度过大，可能导致药物中毒。

3. 药峰时间（峰时）

是指血药浓度达到最高值时所需要的时间。当血药浓度达到有效浓度时，药物开始起效，因此药物吸收越快，血药浓度升高速度越快，药物起效速度也越快。

4. 持续期（也称作用时间）

是指血药浓度维持在有效浓度以上的持续时间，其长短与药物的吸收及消除速率有关。

友情提示

药物作用时间长，则给药间隔时间就相对长些。

153

5. 残留期

是指体内药物已降到有效浓度以下，但又未从体内完全消除。残留期的长短与消除速率有关，残留期长，反映药物从体内消除慢，多次用药如不注意给药间隔时间，易引起积蓄中毒。

6. 药－时曲线下面积（AUC）

AUC 是指药－时曲线与时间横轴之间所夹的面积。药－时曲线下面积大小与药物的生物利用度有关，面积愈大，则生物利用度愈高。

二、半衰期

药物的半衰期（$t_{1/2}$）是指血药浓度下降一半所需要的时间，或者药物在体内消除一半所需要的时间。半衰期是衡量一种药物从体内消除快慢的指标。一般来说，代谢快、排泄快的药物其半衰期短；反之则半衰期长。

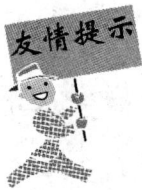

友情提示　　半衰期是临床上确定给药间隔长短的重要参数，半衰期长，则给药间隔时间也长，如氧氟沙星的 $t_{1/2}$ 约为 7 小时，所以其口服给药要一日 2 次。半衰期短，则给药间隔时间也短，如诺氟沙星的 $t_{1/2}$ 为 3.5 小时，所以其口服给药要一日 3 次。1 次给药后，药物在体内基本消除所需时间是 4~5 个 $t_{1/2}$。

三、生物利用度

生物利用度（F）是指药物吸收进入血液循环的程度和速度，一般用吸收百分率或分数表示（如氨茶碱口服吸收完全，其生物利用度为96%）。通常药物的吸收程度是用药－时曲线下面积表示的，而其吸收速率是以用药后所能达到的最高血药浓度以及达到最高血药浓度的时间来表示。

生物利用度是描述药物吸收过程的总结果，与吸收并不是同义词。因为有时药物吸收尽管很完全，但由于首过消除的影响，生物利用度也可以很低。生物利用度是评价药物制剂优劣的重要参数。制剂中药物由于颗粒大小不同、晶型、赋形剂、制备工艺等的差异，使不同药厂生产的同一药品，被机体吸收利用的量可呈显著差异，即生物利用度不同。

四、消除率

指单位时间内药物自体内完全消除的表观分布容积分数，即单位时间内多少容积血中药量被消除，是反映药物从体内消除的重要的参数。按消除途径不同，分为肾清除率和肝清除率。

1. 肾清除率

各种不同的药物通过肾脏排泄而被清除的情况差别很大。为了解肾脏对各种药物清除作用的大小，常用肾清除率定量描述药物通过肾的排泄效率。在单位时间内肾脏能够将多少容量血浆中所含的某药物完全清除出去，被完全清除了某药物的血浆容积就称为该物质的肾清除率（通常以 ml/min 表示）。肾清除率能够反映肾脏对不同物质的清除能力，肾对某药物清除能力强时，就有较多血浆中的药物被清除掉。

2. 肝清除率

是指肝脏对药物的清除能力，它是单位时间内有多少体积血浆中所含的药物被肝清除掉。

五、药-时曲线变化实例解析

除了静脉给药无吸收过程外，几乎所有药物都必须透过给药部位的生物膜，随体循环分布到各系统、组织器官，并达到一定体内浓度而发挥疗效。所以，对于大多数用药，吸收是药物产生治疗作用的必要前提。药物以特定的制剂、给药途经、给药方法应用后，其吸收的速度、数量，以及治疗作用和毒副作用，都可在药-时曲线上得到体现。如图4-16所示，为两种不同处方等剂量口服给药后血浆药物浓度-时间曲线。

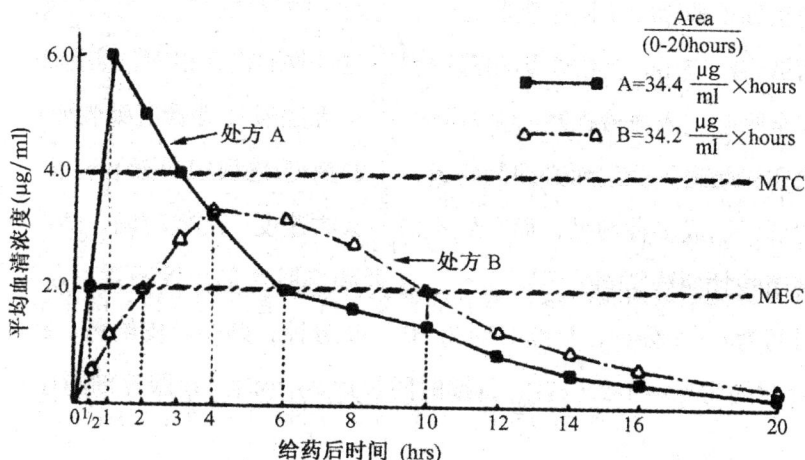

图4-16　两种不同处方等剂量口服给药后的药-时曲线

药-时曲线是药物吸收、分布、消除综合作用的结果，直观地表明体内药物的数量随时间变化与药物作用之间的关系。图中处方A与处方B比较，两药-时曲线不同之处主

155

要有如下几点。

1. 峰时（药峰时间）

A 处方的药物血浆中的药峰时间为 1 小时，而处方 B 为 4 小时。这一参数表明药物的吸收速度不同，正是由于吸收的速度，决定了达到最低有效浓度（MEC）和开始发挥期望药理作用所需要的时间。处方 A 由于吸收快，给药后 30 分钟达到 MEC，处方 B 给药后 2 小时才达到 MEC，这充分表明吸收快的药物具有速效的作用。

2. 作用维持时间

处方 A 吸收快，达峰时间短，起效快，但 MEC 后仅保持了 5.5 小时，而处方 B 虽然吸收慢，却能在 MEC 后维持 8 小时的作用时间。这说明药物的吸收与作用维持时间有关。一般来说，吸收快的药物作用维持时间较短，吸收较慢的药物作用维持时间长。

3. 峰值

处方 A 吸收快，峰值高，超出最低中毒浓度，可能毒副作用明显，甚至产生中毒。处方 B 吸收较慢，峰值较低，但血药浓度平稳，可能毒副作用较小。故对吸收快的药物，应注意由于峰值过高引起的毒性反应。必要时可通过调整剂量来避免。

4. 生物利用度

处方 A 与处方 B 两者的药–时曲线下面积大小能反映出其各自的生物利用度。可通过实验进行比较。

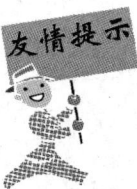

友情提示　一种药物可以制成多种剂型，而产生不同的吸收速度、起效时间、达峰时间和作用持续时间。如将硝酸甘油分别制成舌下含片、贴剂和口服片剂，舌下含片起效时间为 2~3 分钟，达峰时间为 4~8 分钟，持续时间为 10~30 分钟；贴剂经皮给药，起效时间为 30~60 分钟，达峰时间为 60~180 分钟，持续时间长达 24 小时；口服片剂则疗效较差。所以，药师应能根据患者的病情为患者选择合适的剂型使用，保证药物的药效，尽可能降低药物毒副作用。

实验与实训　药物的体内过程

1. 实训目的

明确药–时曲线的意义及相关概念，学会药–时曲线的绘制方法。

2. 实验内容

药厂将某药分别制成溶液剂、片剂，选择了 10 名健康受试者，先空腹服用溶液剂（含药 2g），每隔一定时间（0.5、1、1.5、2、3、4、5、6、7、8、9、10 小时）采血样以特定方法测定血中药物浓度 。7 天后，同一批志愿者服用片剂（含药 2g），同样方法测定血中药物浓度。结果见表 4 −3。

表 4 − 3　同种药物口服后的血药浓度

服药时间（h）	口服后血药	浓度（mg/ml）
	溶液剂	片剂
0	0.0	0.0
0.5	1.0	0.8
1.0	3.8	3.0
1.5	4.6	3.9
2.0	4.4	4.3
3.0	3.6	4.35
4.0	2.5	4.38
5.0	1.0	4.0
6.0	0.7	3.7
7.0	0.3	3.5
8.0	0.2	2.6
9.0	0.1	1.5
10	0.08	0.8

（1）根据表 4 −3 的数据，以血药浓度为纵坐标，以时间为横坐标作图，得到的两条曲线分别为溶液剂和片剂的药 −时曲线。

（2）请你根据药 −时曲线，指出溶液剂和片剂的峰值、峰时、潜伏期、作用时间分别是多少？注：该药的有效血药浓度范围是 3.0 ~6.0 mg/ml。

（3）根据药 −时曲线比较溶液剂和片剂哪种剂型起效快、哪种剂型作用强度大、哪种剂型作用时间长？

（4）你该推荐哪种剂型给急症患者使用？推荐哪种剂型给轻、中度病症患者使用？你这样推荐的理由是什么？

（黄欣碧）

第五章 药品质量

药品质量包括以下几个方面的内涵：一是药品质量的标准，这是评价药品质量的依据，又包括从哪些方面，用什么方法予以体现其质量的要求内容；二是药品质量的检验，又包括用什么方法、检测什么项目、检测结果怎样评判等问题；三是药品质量控制，主要反映的是药品的质量发生动态变化时，如何监测这些变化，并通过统计与分析发现变化的趋势，以便及时调整，使变化向质量好的方向发展而预防不合格产品的产生。

本章内容就是对介绍药品质量管理的相关知识，以提示药品行业内各个环节的工作者对药品质量所肩负的责任，并通过案例分析，提示药品质量控制的方法与要求，从而形成依法从业，保证药品质量的职业能力。

第一节 药品质量标准

一、药品质量的含义

（一）质量的概念

1. 特性

特性是指可区分的、固有的或赋予的、可以定性或定量描述的特征，这些特征也可以划分为物理的、化学的、生物的特性。

不同种类的动植物组织结构都有其特征，如首乌的横切面有"云锦纹"；金银花的花蕾呈淡黄色棒锤状、内有绿原酸等有效成分；甘草粉末在显微镜下可观察到大量的晶纤维等。这些特征都是它们所固有的。我们要求"药品"必须是有效的、安全的，则有效性与安全性是人们赋予"药品"所必需的特征。

2. 质量

质量是一组固有特性满足要求的程度。其含义包括三个方面：一是多种特性的组合，单一的特性不足以描述质量；二是要求，与要求无关的特性也不足以描述质量；三是满足要求的程度，这是对特性与要求的"量"的描述。例如，含有5%葡萄糖是葡萄糖注射液的固有特性，按规定葡萄糖浓度的变化范围是标示量的 95% ~ 105%，则是人们为保证其质量提出的"要求"。若某药厂生产的 5% 葡萄糖注射液的实际含量为 4.5%，与要求偏离了 10%，则是"程度的描述"。显然由于浓度偏离要求已经超过了准许的范围，该注射液应判定为不合格。

3. 标准

是对特性的明示的或隐含的规定要求。通常以一组可描述质量特性的指标及其准许变动的范围予以呈现。例如葡萄糖注射液除有含量规定外，还要求无菌、无热原、不溶性微粒检查合格等项目指标。只有所有规定项目的指标都达到规定的要求，才能得出"合格"的结论。

值得注意的是，人们有时对某些"产品"的要求是极具个性的，难以统一标准。当标准不统一时，对同一质量的产品评价结果不同；或者即使统一标准，但每个人在评价时可能对某些指标更为重视而对其他指标相对忽略，对同一产品的质量也会得出截然相反的评价结果。例如，对于同一药品，不同患者存在个体差异，临床用药时，可能出现某些患者有效，而有些无效。显然"有效"的患者会认为该药是"好"药，而"无效"患者则认为该药不好。这种评价结果明显影响着该产品的市场销售。

人们对事物特性的认识是有局限的，也是动态发展的。不同时期对质量的要求（标准）会有所改变。

4. 检验

是对规定的特性予以检测，以判断该特性与要求的相符程度的工作过程。如测定葡萄糖注射液实际含量的操作过程就是对葡萄糖注射液特性的检测。由于各种因素的影响，用不同方法对同一产品的同一指标进行检测也可能得出不同的结果。故为了保证检测结果能够反映实际的特性，除规定的要求（标准）外，通常还规定检测的方法与操作条件。

5. 评价

将规定检测的项目及其检测结果与规定的要求（标准）对比并得出判断结论的过程称为质量评价。如 5% 的葡萄糖注射液实际含量为 4.5%，与规定的标示量允许的 ±5% 误差范围进行对比，差异达到 10%，已经超出了规定的范围，故得出该产品不合格的结论是对质量的判断。这个过程称为质量评价。

（二）药品质量

1. 药品的商品学特性

药品也是一种以交换形式在市场流通的商品，与其他商品一样具有价值与使用价值。

159

药品的使用价值在于能够预防、治疗或诊断人的疾病,"有效性"是人们对药品质量的隐含要求。但药品的生物学特性决定了药品在使用时可能存在危险。因此,药品与普通商品的最大区别在于药品的质量与价格在很多情况下不是正比关系,消费者通常也不具备药品质量的判断能力,即使专业人员,有时也因缺乏必要的仪器、设备而无法对药品质量做出准确的评价。

药品与普通商品相比的第二个特征是需求缺乏弹性,药品的价值难以用价格予以衡量。药品的需求受疾病的发生与发展的影响,大多数情况下需求量的变化通常与价格变动无关。疫情发生时,即使药品价格高也会有大量的需求;但疫情过后,即使降价也不会促进购买。从另一个角度看,使用药品的目的是治病救人,这种用途是不能用药品的制造成本或销售成本的高低衡量的。因此,企图通过价格的调整以促进销售的策略通常不宜用于药品的销售。

2. 药品的质量特性

药品的质量特性是药品固有特征的总和。《药品管理法》规定:药品是预防、治疗、诊断人的疾病,有目的地调节人的生理机能,并规定有适应证或者功能主治、用法用量的物质,包括中药材、中药饮片、中成药、化学药品、化学原料药及其制剂。这一定义包含了药品质量特性的几个要点:一是使用目的与方法是区别药品与食品、毒品等其他物质的基本点;二是规定了传统药材均为药品;三是明确了《药品管理法》管理的药品不包括兽用药;四是确定了以"药品"作为药物、原料药、制剂、药材、成药、中药、西药等专业术语的总称。

人们通常从以下几个方面描述药品的质量特性。

(1)有效性:指药品在规定的适应证、用法与用量条件下,能满足人们预防、治疗与诊断疾病,有目的地调节生理机能的要求。常用痊愈、显效、有效等术语描述有效性的程度。

(2)安全性:指按规定的适应证和用法、用量使用药品后,人体产生的毒副反应的程度。

(3)稳定性:指在规定条件下保持其有效性和安全性的能力。规定条件包括有效期以及生产、贮存、运输和使用的要求。

(4)均一性:指药品的每一个单位都符合有效性、安全性的规定要求。由于剂量对药品的有效性与安全性有决定性影响,且药品的剂量通常与药品的使用单元密切相关(如片剂、胶囊剂的剂量用"片"、"粒"为单位),如果质量特性不均一,则无法保障剂量准确，药品的有效性与安全性也无从保障。

3. 药品的特殊性

（1）生命的关联性：药品与公共消费品的本质区别点之一是药品与人的生命健康密切相关。使用得当，能够防病、治病及诊断疾病，使用不当则可能致病，甚至致命。对药品的有效性与安全性的权衡，是临床用药必需的评价工作。只有有效性产生的"效益"显著高于药品可能产生的"危害"时才应该使用药品。

（2）高质量性：药品的高质量性，第一体现在药品的研制、开发、生产、流通、使用等过程均实施严格的质量监督管理，其管理成本高；其次，各个阶段的工作都需要依赖现代科学技术的进步，故药品的各个阶段的科技含量较高；第三，药品是特殊用途的产品，随着人们的健康意识的不断提高，对药品质量特性的期望也随之提高。

（3）公共福利性：药品的使用价值具有公共福利性。如果药品价格太高，将使药品的使用价值难以实现。为保证需要药品的人能够正常地消费药品，各国政府通常对药品的价格、销售策略、促销手段等予以控制，这是药品公共福利性的具体体现。

（4）高度专业性：一方面，医师与药师都是专业性极强的职业，药品需在医师或药师的正确指导下使用才能发挥其应有的效应，并保证安全性。另一方面，药品的研制、开发需要多学科专家的密切合作，任何一个新药的产生，无不是数个领域的专家共同研究的成果。为此，制药工业被称作高科技产业，药品也被称为指导性商品。

（5）品种多，产量有限：人类疾病有 10 万种以上，且随着自然环境和社会环境的变化而有所变动，客观上需要多种药品来防治疾病。但在一定的历史时期，各种疾病的发病率仍有一定规律。药品需求是发病率所决定的，故市场上药品的品种及数量需求都缺乏弹性，个别罕见疾病，即使需求量极少，但仍有研制、开发、生产的必要。

（三）药品质量的评价途径与意义

1. 理化性质的评价

指通过利用药品物理、化学性质，设计一定数量的检测项目，并规定其允许变化的范围，形成药品质量的理化标准。通过测定这些项目，将实际的检测结果与标准进行对照，从而说明药品实际的质量状态，为能否使用该药品提供依据。例如对乙醇，规定性状、相对密度、鉴别、杂质等检查指标，都是根据乙醇的生产工艺特点设置的，可以描述乙醇质量状态的理化指标。这些理化指标都达到规定的要求，是乙醇可以供药用的前提。

2. 生物学性质的评价

指利用生物技术对药品的有效性与安全性予以检测和评价，以确定该物质能否作为药品使用的依据。例如用细菌培养的方法检测抗生素的效价、抗菌谱及最低有效浓度，从而说明抗生素的临床用药范围与必要的剂量。或通过这些生物学指标的对比，判断不同抗生素的有效性差异，从而指导临床合理用药。

3. 商品学特性的评价

除药品固有特征的要求外，对药品还有赋予的特性，如消费和使用的方便性，外观与气味、味道宜人，价格适中，以及药品相关的工作人员的服务热情、真诚、周到等等。这些评价尽管与药品的内在质量似无直接关系，但对药品的消费，特别是保健食品的消费往往起到关键作用。

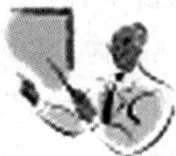

小资料：

服务质量评价模型

以顾客为焦点，以顾客满意为目标是质量管理的基本原则。满意是需求被满足时的心理感受。显然，提高质量应考虑两个基本环节：一是需求的识别，二是如何满足这种需求。顾客满意指数模型呈现了影响顾客满意率的因素及相互关系。

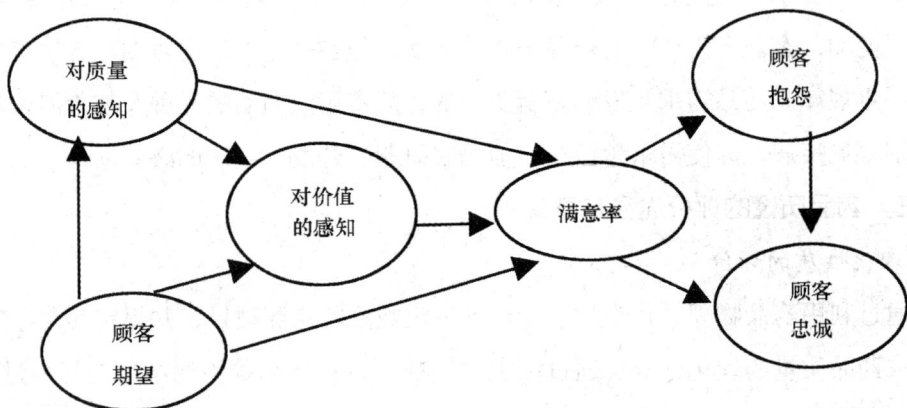

不同顾客的期望以及对质量的识别能力和对价值的感知能力均有差异，使每一个顾客的"需求"都极具个性特点。在药品制造环节，提高质量的途径之一是充分考虑顾客的

防病、治病的需求，设计生产安全、有效、易使用的产品。而在销售环节，销售人员的主要职责之一就是通过自己创造性的工作，使顾客感知或掌握更多的药品信息，从而对药品的性能、功效及安全性有正确的期望，就能提高顾客的满意率，减少顾客抱怨而提高顾客忠诚。

忠诚的顾客对企业的销售有重要意义。而且据实验表明，维护一个老顾客的工作成本仅为开发新顾客成本的1/5。所以任何一个优秀的企业在结交"新朋友"的同时都不会忘记"老朋友"。

教学互动

（1）在日常生活中我们常会发现，在与人相处的过程中，在对方还没有提出要求时就主动满足其要求，给对方一个惊喜，会使双方的关系更加密切。运用满意指数模型解释为什么"给对方一个惊喜"比对方提出要求后再满足之更能增进朋友情谊。这个例子提示我们这种方法还可能用于什么场合？

（2）议一议：你心目中的"好"药品应有哪些质量特性？

（3）某人计划用200元买一套衣服，结果在营业员的鼓动上，买了一套打折还需要500元的西装，感到被营业员"忽悠"了，为此深感郁闷。可第二天穿去上班，同事都说这套西装"很值"，而且是名牌，于是心情很好。计划明年还去找那个营业员买衣服。试解释其心理变化过程。如果你是营业员，你觉得这个顾客的心理变化对你的工作有什么提示？

二、药品质量标准

（一）基本概念

1. 药品标准

是药品质量规格及检验方法所作的技术规定，是药品生产、供应、使用、检验和管理部门共同遵循的法定依据。凡正式批准生产的药品、辅料、基质和进行商品经营的中药材，都要制定标准。

2. 国家药品标准

是指国家为保证药品质量所制定的药品质量指标、检验方法以及生产工艺等技术要求，包括《中华人民共和国药典》、药品注册标准和其他药品标准。

国家药品标准是法定的、强制性标准。其实质是对药品的固有特性所提出的统一的要求。

163

3. 药品注册标准

是指国家食品药品监督管理局批准给申请人的特定药品的标准，生产该药品的企业必需执行该注册标准。

4. 药品试行标准

是新药经批准生产后，仍处于试行期的标准。通常试行期为 2 年。试行期满后，药品行政管理部门组织专家进行评价，确认能够继续生产和使用的，经企业申报可发给批准文号，转为正式生产，该标准则转化为国家药品标准。如确认不能继续生产和使用，则撤消试字批准文号，永久地或暂时地淘汰该药品，该药品的标准也同时取消。

5. 企业内部标准

指企业内部为提高本企业产品的质量，在国家标准的基础上所制定的高于国家标准要求的标准，只在本企业内执行，故称为企业内部标准。

（二）药品质量标准的内容与作用

1. 基本内容

药品质量标准是评价药品质量指标及其偏离许可的一系列规定。以《中国药典》为例，药品标准的内容需包含名称、结构、定性检查方法、含量检测方法及含量范围、杂质的鉴别及其含量检测要求、药品规格与贮藏等。中、西药质量标准内容略有差异。这些内容一般从药品定性与定量两个方面对其药用成分和杂质提出"要求"，从而保证药品的有效性和安全性，并通过这些指标监测药品的稳定性。

2. 基本格式

仍以《中国药典》为例，药品质量标准通常以凡例、品名目次、正文、附录、索引等部分，分别收载药品质量标准的具体内容。

（1）凡例：是解释和使用《中国药典》正确进行质量检定的基本原则，并对正文品种、附录及质量检定有关的共性问题加以规定。

（2）目录：《中国药典》的品名目录有笔画顺序目录、汉语拼音顺序目录和英文名称目录。这些目录都是检索具体内容的工具。

（3）正文：包括药品名称（含中文名、汉语拼音名、英文名）、结构、分子式和分子量、来源、含量或效价规定、处方、制法、性状、鉴别、检查、含量测定或效价测定、类别、规格、贮藏、制剂等内容。

《中国药典》一部主要收载的是中药、中成药及少数民族用药，正文中收载中药材名称（含中文、拉丁文及汉语拼音）、科属、药用部位、性状、鉴别、检查、含量测定、炮制、性味与归经、功能与主治、用法与用量、贮藏等。中成药标准则主要收载名称（含中文、汉语拼音）、处方、制法、性状、鉴别、检查、功能与主治、用法与用量、注意、规格、贮藏等。

（4）附录：主要包括制剂通则，以及通用的试验、测定、检查、鉴定及统计方法，并对常用试药、试液、缓冲液及标准品和对照品等作规定。最后还附有老幼剂量换算表和原子量表。

（三）药品质量标准的修订

药品质量标准从产生到淘汰经过"拟定与审批－颁布实施－修订（或淘汰）"等阶段。

1. 拟定

除仿制药外，一般在药品的研发阶段就需考虑质量标准的拟定，药品标准将作为重要的材料之一连同新药的其他资料送审、报批。

2. 实施

通过审核，批准为正式生产的药品标准为药品实施标准。如《中国药典》收载的药品品种，以及国家食品药品监督管理局批准的标准均为法定的国家标准。批准试生产的药品，其质量标准为试行标准。企业为控制药品质量而制定的中间体标准为企业内部标准，仅对本企业内的药品有约束力。

3. 修订

药品标准是一个国家药品生产水平的重要标志。随着科学技术的发展，对药品质量也提出了更高的要求，同时也促进了各种检测指标和检测手段的更新与进步。药品标准由国家食品药品监督管理局下属的国家药典委员会按计划进行修订。如《中国药典》通常每五年修订一次。修订的内容包括增删品种、增删检定指标、修改检测方法等。当国家药品标准发生变化时，企业的内部标准也将按规定的程序重新修订、实施。

4. 淘汰

药品若其质量特性不能满足预防、诊断与治疗人的疾病的需要，导致该药品被淘汰时，其质量标准随之废止。经修订后颁布的现行版药品标准中已经删除的内容或品种也将自动被淘汰。

165

教学互动 边查阅《中国药典》，边回答问题：

（1）迄今为止，我国的药典修订了几次？现行版是哪个版本？

（2）《中国药典》与国内外药典的重要区别是什么？

（3）应怎样查阅《中国药典》了解中成药六味地黄丸的功效主治及处方？

（4）议一议：根据《中国药典》的规定检查药品质量，所有检测项目均符合规定的要求，该药应称为"合格药品"还是"好药品"，为什么？

（5）谈一谈：为什么企业内部标准必需高于国家标准？企业内部标准对药品的推介有什么意义？

第二节 药品管理法规

友情提示 　一般情况下，药品标准是药品的"产品质量标准"，而质量的广义内涵还包括与此"产品"相关的工作或服务。药品管理法规应视为与药品质量相关工作或行为的标准与准则。

一、法律基础知识

（一）法律的概念

法律是统治阶级意志的表现。有广义与狭义之分：广义法律是指由国家制定或认可的，并以国家强制力保证实施的行为规范的总和，包括宪法、法律、行政法规、地方性法规、行政规章、条例及其他各种规范性文件。狭义法律是指法律的创制主体，即具有立法权的机关依照法定程序制定和颁布的规范性文件。法律的创制主体包括全国人大及其常委会、国务院、省直辖市人大及其常委会和较大的市的人大常委会，自治地区的人大，省、自治区、直辖市和较大市的人民政府，他们分别有权制定国家的法律和地方法律。

（二）法律的表现形式

1. 《宪法》

是具有最高法律效力的规范性文件，是我国的根本大法。现行《宪法》第二十一条规定了国家发展医疗卫生事业，发展现代药与传统药的方针，是《中华人民共和国药品管理法》制定的依据。

2. 法律

指狭义的法律，即由全国人民代表大会及其常委会依照一定的立法程序制定的规范性文件，分一般法律和特殊法律。前者在全国范围内普遍适用，而后者只对相对固定的对象或范围使用。由于药品是一种特殊商品，药品既适用于一般法也适用于特殊法。刑法、民法、产品质量法、价格法、广告法、合同法、公司法等一般法对药品管理都适用。而专门为药品进行管理的特殊法只有《中华人民共和国药品管理法》，是我国药品管理的基本法。现行的《药品管理法》是 2001 年 12 月 1 日开始正式实施的。

3. 行政法规

是国务院根据《宪法》和法律的规定制定的规范性文件，其法律效力仅次于法律。在药事管理领域行政法规有《药品管理法实施条例》、《特殊管理药品的管理办法》、《医疗器械监督管理条例》、《野生药材资源保护管理条例》等。

4. 地方性法规

指省级人民代表大会及其常委会制定的行政规范性文件，只能在本辖区内有效。

5. 部门规章和地方政府规章

部门规章是指国务院各部、局、委员会根据法律和行政法规制定的规范性文件。地方政府规章是地方政府各部门制定的规范性文件。药品管理领域的部门规章主要是国务院部门规章，如《药品注册管理办法》、《处方药与非处方药分类管理办法》等。

6. 国际条约

指国际社会公认的，调整国家之间关系及国家共同关心的问题的法律、合约、协议、宣言、规范等。国际条约对参加缔约或参加制定的国际组织成员国有约束力。如我国加入《1961 年麻醉药品单一公约》、《1971 年精神药物公约》、《贸易有关的知识产权协议》等。

（三）法律适用

法律适用是指法律的生效或适用范围。

1. 时间效力

指法律何时生效、何时失效、是否溯及生效前行为的效力。

法律生效分两种：一是自公布之日生效；二是法律条文中明确何时生效。终止生效也分两种：一是明示废止，即在法律条文中明确新法生效旧法废止；二是暗示生效，即确认新旧法冲突时，旧法规定废止。

法的溯及力指法律实施后对生效前的行为有效，各种法律的规定不尽一致。如《药品管理法》对 2001 年 12 月 1 日以前的行为不适用。但《产品质量法》2000 年 7 月以修正案形式发布，明确规定"本法自 1993 年 9 月 1 日起施行"。

2. 空间效力

指法律生效的地域范围，包括境内效力和境外效力。如《药品管理法》适用于中华人民共和国境内。

3. 对象效力

指对哪些人有约束力，即法对什么样的自然人和法人适用。其效力原则有属人原则、属地原则、保护注意原则，以及以属地主义为基础，以属人主义、保护主义为补充的原则。如《药品管理法》适用于从事药品研制、生产、经营、使用和监督管理的单位和个人。

（四）法律责任

法律责任是指由于违法、违约行为或由于规定而应承受的各种法律后果。法律责任产生的原因包括侵权行为和违约行为。

法律责任包括民事责任、刑事责任、行政责任、国家赔偿责任、违宪责任。《药品管理法》中规定了前三种责任。

法律责任的构成要素包括：①责任主体，指自然人、法人和其他社会组织；②违法行为或违约行为，包括作为或不作为。作为是人的积极和身体活动，不作为是人的消极的身体活动；③损害后果，违法、违约行为侵犯所保护的、他人或社会的合法权益。具有侵害性、确定性、客观性的特点；④因果关系，指违法、违约行为与损害后果之间有引起与被引起的关系；⑤主观过错，指违法、违约行为人的主观心理状态，分为主观过错、故意和过失三种。

（五）法律制裁

法律制裁是由特定的国家机关对违法者按照法律责任而实施的强制性惩罚措施。分民事制裁、刑事制裁、行政制裁、违宪制裁四种。

民事制裁是行为人因违反民法规定而给予的制裁措施，在药事管理中承担的民事责任主要是损害赔偿。刑事制裁指当事人违反《刑法》，构成犯罪的，给予刑事制裁，即给予刑罚，主要有管制、拘役、有期徒刑、无期徒刑、死刑等主刑，罚金、剥夺政治权利、没收财产等附加刑。行政制裁即行政处罚和行政处分。行政处罚是国家特定行政机关对单位或个人违反国家法规进行的处罚，在药事管理领域主要有警告、罚款、没收、吊销证照、责令停产停业、撤消批准文件等处罚措施。行政处分是指国家机关或企事业单位对其工作人员或者职工违反法律法规规定进行的处罚，主要有警告、记过、记大过、降级、撤职留用查看、撤职、开除等。

二、药事法规体系的建立与构成

（一）药事法规体系的建立

1984 年以前，我国没有药品管理的法律，药事管理以法规为主，较有代表性的法规有《管理麻醉药品暂行条例》、《药品管理法》等。1984 年 7 月 1 日，由六届人大常委会第七次会议颁布实施了第一部《中华人民共和国药品管理法》，标志着我国的药品管理走上了法制化轨道。

以《药品管理法》为依据，制定了《特殊药品管理办法》、《新药审批办法》、《进口药品管理办法》、《药品生产质量管理规范》等系列法规，标志着我国的药事法规体系的雏形已建立。

2001 年 12 月 1 日是 1998 年国务院机构改革后成立国家药品监督管理局主管全国药品监督管理机构后，新修订的《药品管理法》正式施行的日子。

到目前为止，我国已基本建立起以《中华人民共和国药品管理法》（简称《药品管理法》为药事基本法和配套的法规、规章及一系列规范性文件构成的药事法规体系，概括为 "六法"、"十法规" 及 "众多的行政规章"。"六法" 指《药品管理法》、《行政处罚法》、《行政复议法》、《行政诉讼法》、《国家赔偿法》、《行政许可法》。这些法律、法规、规章和规范性文件，对加强药学事业各环节的管理起到了很好的约束和规范作用，和地方性法规、规章一起，构成了我国现代的药事法规体系，基本覆盖了我国药事活动的全过程。

（二）药事法规体系的构成

1.《药品管理法》

是我国药事管理的基本法。新的《药品管理法》修订的主要内容如下。

（1）明确药品监督管理部门的执法主体地位，充分体现了政府机构改革的成果。修订的《药品管理法》规定："国务院药品监督管理部门主管全国药品监督管理工作。国务院有关部门在各自的职责范围内负责与药品有关的监督管理工作"。"省、自治区、直辖市人民政府药品监督管理部门负责本行政区域内的药品监督管理工作，省、自治区、直辖市人民政府有关部门在各自的职责范围内负责与药品有关的监督管理工作"。"国务院药品监督管理部门应当配合国务院经济综合主管部门，执行国家制定的药品行业发展规划和产业政策"（第五条）。

（2）统一对新开办企业和药品的审批，减少审批环节，规范审批行为，提高行政效率。①统一对新开办药品生产、经营企业的审批。新修订药品管理法简化了开办药品生产企业、经营企业的审批程序，将"两道审批、两证一照"改为"一道审批（药品监督管理部门审批）、一证（许可证）一照（营业执照）"；②统一药品审批，取消药品地方标准，将中药材、中药饮片逐步纳入标准化、规范化管理轨道。新修订的药品管理法规定："生产新药或者已有国家标准的药品的，须经国务院药品监督管理部门批准，并发给药品批准文号"（第三十一条），"药品必须符合国家药品标准"（第三十二条）。"实施批准文号管理的中药材、中药饮片品种目录由国务院药品监督管理部门会同国务院中医药管理部门制定"（第三十一条）。"中药饮片必须按照国家药品标准炮制；国家药品标准没有规定的，必须按照省、自治区、直辖市人民政府药品监督管理部门制定的《炮制规范》炮制。省、自治区、直辖市人民政府药品监督管理部门制定的《炮制规范》应当报国务院药品监督管理部门备案"（第十条）。

（3）进一步规范和加强对进口药品的管理，保证进口药品安全有效，适应我国即将加入世界贸易组织（WTO）的新形势。①确定进口药品审查注册制度。新修订的药品管理法规定："药品进口，须经国务院药品监督管理部门组织审查，经审查确认符合质量标准、安全有效的，方可批准进口，并发给进口药品注册证书"（第三十九条）。规定明确了进口药品审查、注册制度，即：对国外已上市的药品进入我国市场前由国家药品监督管理局进行审查、注册；国家药品监督管理局对申报的技术资料和有关的证明文件进行查验和审核，必要时要在我国进行临床试验；药品质量标准要进行实验室复核审查，并确认其可控制药品质量；在申报品种的质量复核和临床研究结束后，国家药品监督管理局对有关资料进行审查，符合要求的，核发《进口药品注册证》；《进口药品注册证》是国外药品进入中国市场合法销售的证明文件，没有《进口药品注册证》而在中国销售的国外药品将被作为假药论处。②确定进口药品在指定口岸的药品监督管理部门的审查备案制度。新修订药品管理法规定："药品必须从允许进口的口岸进口，并由进口药品的企业向口岸所在地药品监督管理部门登记备案。海关凭药品监督管理部门出具的《进口药品通关单》放行。无《进口药品通关单》的，海关不得放行。""口岸所在地药品监督管理部门应该通知药品检验机构按照国务院药品监督管理部门的规定对进口药品进行抽查检验，并依照本法第四十一条第二款的规定收取检验费。""允许药品进口的口岸由国务院药品监督管理部门会同海关总署提出，报国务院批准。"（第四十条）

（4）增加药品监督管理执法行政强制措施，加大对制售假劣药品等违法行为的处罚、打击力度，完善法律责任制度和行政执法手段，为进一步整顿药品生产、流通秩序提供了强有力的法律手段，充分体现了对人民群众用药安全有效的高度负责：①新增了药品监督管理部门对涉嫌生产、经营假药、劣药或发生严重不良反应的情况，可采取行政强制措施或紧急控制措施的规定；②扩大了认定制售假劣药品的行为范围，规范认定依据；③加大对生产、销售或者配制假药劣药行为的处罚力度；④扩大对违法行为的处罚范围并增加资格罚；⑤增加法律责任，体现对药品全过程的监督管理。

（5）充分地吸纳了改革开放以来我国药品监督管理工作行之有效的规定和做法，规定了实行药品认证制度、药品分类管理制度和药品不良反应报告制度等：①规定实行药品认证制度，对药品研究、生产、经营单位提出规范管理的要求，促进药品质量进一步提高；②规定实行处方药与非处方药分类管理制度，把党中央、国务院关于实施药品分类管理的决定纳入法制化轨道；③规定国家实行药品不良反应报告制度。

（6）明确药品检验机构的法律地位，改革药品抽验机制，保证药品监督检验的科学、准确、公正：①明确药品检验机构的职责；②增加对药品监督检验收费管理的规定，从法律上提出改革药品抽验机制的要求，保护行政相对人的合法权益。

（7）增加药品广告、药品价格、药品回扣等相关规定，依法解决人民群众和广大医药企业关注的热点问题：①进一步加强对药品广告的管理，禁止处方药在大众传播媒介进行广告宣传；②增加对药品价格、药品回扣的监督管理规定，防止虚高定价，保护人民用药的合法权益；③增加禁止设置障碍、实行地方保护的规定，促进建立统一、开放、竞争、有序市场，为医药企业的正当竞争创造公平环境；④允许药品生产企业接受委托生产药品，减少重复建设。

（8）增加对药品监督管理部门和人员监督的规定，从法律上提出了建设勤政、廉洁、务实、高效药品监督工作队伍的要求：①明确违法发给有关证书或者批准证明文件的法律责任；②禁止药品监督管理部门、药品检验机构及其工作人员参与药品生产、经营活动；③禁止药品监督管理部门、药品检验机构违法收取检验费用；④明确与制售假劣药品有关的失职、渎职行为的法律责任；⑤明确了药品监督系统内实行层级监督管理的规定；⑥明确药品监督管理人员违法行为应承担的法律责任；⑦明确药品检验机构及有关人员玩忽职守应承担的法律责任。

2. 《药品管理法实施条例》

《药品管理法实施条例》是与《药品管理法》配套的行政法规，它的突出特点是以《药品管理法》的体例为准，并与之章节对应，是对《药品管理法》某些条款的说明、具体化，并进行了必要的补充。

《药品管理法实施条例》增加的规定主要有新药的定义和监测期问题、经营处方药、甲类非处方药零售企业配套人员问题，政府定价和政府指导价的药品范围，以及法律中可以免除部分行政处罚的规定。

3. 药品生产领域药事法规

（1）《药品生产监督管理办法》是国家药品监督管理局的行政规章，从 2003 年 2 月 1 日起施行。

药品生产监督管理是指药品监督管理部门依法对药品生产条件和生产过程进行审查、许可、认证、检查的监督管理活动。本办法制定发布的目的是加强药品生产的监督管理，适用于包括开办药品生产企业的申请与审批、药品生产许可证管理、药品委托生产管理及监督检查管理等。

（2）《药品生产质量管理规范》（GMP）属行政规章。是药品生产和质量管理的基本准则。适用于药品制剂生产的全过程、原料药生产中影响成品质量的关键工序。

与药品生产质量管理规范配套的规范性文件是《药品生产质量管理规范认证管理办法》。该文件是一个过渡性文件，目的是为实现药品 GMP 认证工作的平稳过渡，自 2003 年 1 月 1 日起至 2003 年 6 月底前对条件不成熟、尚未开展药品 GMP 认证工作的省、自治区、直辖市所在地的药品生产企业，报经省、自治区、直辖市药品监督管理局初审同意后，仍可向国家食品药品监督管理局申请药品 GMP 认证。

4. 药品流通领域药事法规

（1）《药品流通监督管理办法》（暂行）是我国历史上第一部规范药品流通秩序的行政规章。从 1999 年 8 月 1 日起施行。适用于所有从事药品购销的单位和个人。因颁布实施在新的《药品管理法》和《药品管理法实施条例》之前，故其中很多条文已经自行废止。

（2）《经营质量管理规范》（GSP）及实施细则是药品经营质量管理的基本准则，适用于中华人民共和国境内经营药品的专营或兼营企业。于 2000 年 7 月 1 日起实施。

为贯彻执行 GSP，于 2003 年 4 月 24 日，国家食品药品监督管理局发出《关于印发〈药品经营质量管理规范认证管理办法〉的通知》，要求各省（区、市）药品监督管理局按照《药品经营质量管理规范认证管理办法》的规定，结合本地区 GSP 认证工作的实际、研究、制定出实施方案，从而发挥 GSP 认证的作用，为加快药品流通体制改革和企业结构的调整，改善药品监管环境，作出卓有成效的努力；进一步加强对 GSP 认证工作的领导，切实将 GSP 认证作为重点工作抓紧、抓好，各地药监部门必须按照原国家药品监管局《关于 GSP 认证工作的通知》要求，按时组织本地区的 GSP 认证工作，以确保 GSP 认证工作目标的按期完成。

（3）《药品经营许可证管理办法》自 2004 年 4 月 1 日起施行。该《办法》在提高药品经营企业条件的同时，对药品批发企业法人设置非法人分支机构以及开办诊断药品、中药材、中药饮片专营的，作出了具体规定。

（4）《互联网药品信息服务管理暂行规定》自 2001 年 2 月 1 日起施行。该规定将互联网药品信息服务分为经营性和非经营性两大类，规范了互联网药品信息服务活动。

5. 医疗机构药剂管理的药事法规

（1）《医疗机构药事管理暂行规定》由卫生部和国家中医药管理局发布的规范性文件。本规定的制定，目的是科学规范医疗机构药事管理工作，保证用药安全、有效、经济，保障人民身体健康。本规定中医疗机构药事管理是指医疗机构内以服务病人为中心，临床药学为基础，促进临床科学，合理用药的药学技术服务和相关药品管理工作。卫生部、国家中医药管理局负责全国医疗机构药事管理工作。

（2）《医疗机构制剂配制质量管理规范》（GPP）于 2000 年 12 月 5 日起实施。是医疗机构制剂配制和质量管理的基本准则，适用于制剂配制的全过程。由于客观因素，我国尚未强制施行《医疗机构制剂配制质量管理规范》认证工作。

6. 药品管理的药事法规

（1）《药品注册管理办法》于 2007 年 10 月 1 日起实施。该办法制定的目的是保证药品的安全、有效和质量可控，规范药品注册行为。适用于在中华人民共和国境内从事药物研制和临床研究，申请药物临床研究、药品生产或者进口，以及进行相关的药品注册检验、监督管理。

药品注册，是指依照法定程序，对拟上市销售的药品的安全性、有效性、质量可控性等进行系统评价，并作出是否同意进行药物临床研究、生产药品或者进口药品决定的审批过程，包括对申请变更药品批准证明文件及其附件中载明内容的审批。

（2）《特殊管理药品的相关法规》主要包括《麻醉药品管理办法》、《精神药品管理办法》、《医疗用毒性药品管理办法》、《放射性药品管理办法》、《咖啡因管理规定》、《麻黄素管理办法》（试行）等。

（3）处方药与非处方药分类管理的相关法规包括《处方药与非处方药分类管理办法》（试行）、《处方药与非处方药流通管理暂行规定》及《非处方药专有标识及管理规定》。

（4）中药管理的相关法规包括《中华人民共和国中医药条例》、《中药品种保护条

173

例》、《野生药材资源保护管理条例》、《中药材生产质量管理规范》（GAP）等。

（5）《药品进口管理办法》自2004年1月1日起实施。该《办法》强调药品通关程序，规定进口的一般药品将由过去的申报、抽样、检验合格、发放通关单施行，改为由口岸药品监管局发放备案通关单，药检所抽样后不必等检验结果便可上市销售，检验将在其销售期间继续进行。同时对首次在中国上市的品种和国家规定的生物制品，如疫苗、血液筛查试剂等品种只允许从广州、北京、上海3个口岸进口，经检测合格后方可上市销售，以保证用药安全。

7. 药品包装的相关药事法规

包括《药品包装用材料、容器管理办法》、《药品包装、标准和说明书管理规定》、《药品包装、标签规范细则》及《药品说明书规范细则》。

8. 药品价格与广告相关法规

包括《中华人民共和国广告法》、《中华人民共和国价格法》。《广告法》规定了药品广告不得含有的内容，以及不得广告的药品范围，同时规定了违法承担的法律责任。《价格法》是药品价格违法行为处罚的主要依据。

9. 药品监督管理的相关药事法规

包括《行政处罚法》及《药品监督行政处罚程序规定》、《行政诉讼法》、《行政复议法》及《国家药品监督管理局行政复议暂行办法》、《行政许可法》、《药品质量监督抽验管理规定》、《药品不良反应监测和报告管理办法》等。

10. 其他药事法规

（1）医疗器械管理的相关法规：包括《医疗器械监督管理条例》、《医疗器械说明书管理规定》。

（2）执业药师管理的相关法规文件：包括《执业药师资格制度暂行规定》及执业药师考试、注册、继续教育相关规定。

（3）城镇职工基本医疗保险制度的相关文件：包括"国务院关于建立城镇职工基本医疗保险制度的决定"、"城镇职工基本医疗保险定点医疗机构管理暂行办法"、"城镇职工基本医疗保险定点零售药店管理暂行办法"和"城镇职工基本医疗保险用药范围管理暂行办法"等。

实验与实训 法规及其应用

1. 单项选择题

(1)《药品管理法》规定，直接接触药品的包装容器和材料，必须符合（ ）

A. 卫生要求 B. 药用要求 C. 化学纯要求 D. 无菌要求

(2) 下列哪一项不是药品包装具有的功能（ ）

A. 保护药品 B. 信息传递 C. 提高效率 D. 宣传药品

(3) 药包材须经药品监督管理部门注册并获得（ ）后方可生产

A. 药包材生产许可证　　　　B. 药包材注册许可证

C. 药包材生产企业许可证　　D. 药包材批准文号

(4) 首次进口的药包材，须取得（ ）核发的《进口药品包装材料注册证书》。

A. 省级药监部门　　　　B. 省级质检部门

C. 国家药监部门　　　　D. 国家质检部门

(5) 药品包装、标签、说明书必须按照（ ）规定的要求印制。

A. 国家药品监督管理局　　B. 省级药品监督管理局

C. 省级工商行政管理局　　D. 省卫生厅

(6) 中药材包装上，必须注明（ ）

A. 品名、产地、日期、调出单位，质量合格标志。

B. 品名、产地、调出单位、发往单位

C. 品名、产地、日期、质量等级

D. 品名、日期、调出单位、质量等级

(7) 药品包装、标签、说明书必须按照（ ）规定的要求印制。

A. 本企业质量管理部门　　B. 市级药监机构

C. 省级药监部门　　　　　D. 国家药监部门

(8) 根据《药品包装、标签和说明书管理规定》（暂行），药品标签上通用名与商品名用字的比例不得小于（ ）

A. 1∶1　　　B. 1∶2　　　C. 1∶3　　　D. 1∶4

(9) 中药蜜丸蜡壳至少要标注（ ）

A. 药品名称 B. 规格 C. 用法用量 D. 生产批号

（10）药品广告的审查批准机关是（　　）

A. 国家药品监督管理局　　　　B. 省级药品监督管理局

C. 省级工商行政管理局　　　　D. 省卫生厅

[11～14]

A. 1 年　　　B. 3 年　　　C. 5 年　　　D. 7 年　　　E. 10 年

（11）《药品包装材料生产企业许可证》有效期为（　　）

（12）《药品包装材料注册证》有效期为（　　）

（13）《进口药品包装材料注册证》有效期为（　　）

（14）药品广告批准文号有效期为（　　）

[15～18]

A. 蓝字白字　　　　B. 绿底白字　　　　C. 黑字白字

D. 红底白字　　　　E. 红黄相间

（15）甲类非处方药标签颜色是（　　）

（16）乙类非处方药标签颜色是（　　）

（17）麻醉药品标签颜色是（　　）

（18）精神药品标签颜色是（　　）

[19～22]

A. 国药试字 H2001××××　　　　B. 国药准字 H19983×××

C. 国药准字 Z19994×××　　　　D. 国药准字 S1096××××

E. 国药准字 H5102××××

药品批准文号统一换发后：

（19）原批准文号为"卫药准字（1996）S一××"应换发为（　　）

（20）原批准文号为"国药试字 X2001××××"应换发为（　　）

（21）原批准文号为"ZZ×××国药准字 ZF1999××××"应换发为（　　）

（22）原批准文号为"川卫药准字（1995）第××××××"应换发为（　　）

[23～25]

A. 广告主　　　B. 广告经营者　　　C. 广告发布者

D. 广告受众　　　E. 广告监管部门

（23）制作药品广告的广告公司是（　　）

（24）发布药品广告的电视台是（　　）

（25）发布药品广告的药品生产企业是（　　　）

2. 多项型题

（26）药品内包装标签上至少要标注（　　　）

A. 药品名称　B. 规格　C. 适应证　D. 用法用量　E. 生产批号

（27）药品说明书上不可缺少的项目是（　　　）

A. 药理毒理　　　　　B. 药代动力学

C. 药物相互作用　　　D. 不良反应　　　E. 孕妇及哺乳期妇女用药

（28）下列说法正确的是（　　　）

A. 根据我国传统习俗，发运中药材可以不需要包装

B. 药品的商品名须经国家药品监督管理局批准后方可在包装、标签上使用

C. 药品包装内可以夹带企业附赠的宣传光盘

D. 中药品种必须制定有效期并在药品说明书上标注

E. 批准委托加工的药品包装、标签应标明委托双方企业名称、加工地点

（29）根据《商标法》，下列不得申请注册商标的是（　　　）

A. "阿莫西林牌"　　B. 扑热息痛牌　　　C. "神效牌"去痛片

D. "补钙牌"钙片　　E. "朴盖"牌钙片

（30）下列药品中，不得发布广告的是（　　　）

A. 新药　B. 处方药　C. 非处方药　D. 毒性药品　E. 医院制剂

3. 想一想

（1）为什么说药品标识物、商标和广告管理是药品管理的重要内容？

（2）我国对药品包装的生产和使用做了哪些管理规定？

（3）简述药品内、中、外包装和标签的基本格式。

（4）简述化学药品说明书和中药制剂说明书的基本格式。

（5）药品商标注册管理和保护的意义是什么？

（6）简述我国药品广告的管理部门和管理要点。

4. 案例分析

"梅花K"是如何打造出来的？

2000年9月20日，程某与药厂的原副厂长方某商议黄柏胶囊销售时，程某认为黄柏胶囊是纯中药制剂，疗效慢，必须重新包装才能打开销路，接着程出了个点子：在黄柏胶囊中加入盐酸四环素，并取商标名为"梅花K"，作为副厂长的方某满口答应，并向厂长

卢某汇报。随后，方指令时任厂长助理的蒋某在胶囊中每粒加入0.1g盐酸四环素。蒋便按要求写了一张"处方"，交给生产科长庞某。庞某照写另一张处方交给车间主任罗某。罗某明知胶囊加了盐酸四环素，仍安排工人在2000年1月和4月共生产了3个批号。最后，188407板价值141305.25元的"梅花K"经质检科长农某给出的检验合格证明，成了"合格品"发给"杰事杰"公司。

经过"杰事杰"的精心"包装"、"策划"和在湖南的"医药代表"马某的"努力"，本来只有消炎作用的中药胶囊成了专门治疗疾病的仙丹"梅花K"，流入了全国26个省区和地区。

2001年8月，湖南株洲共有58人因服用"梅花K"后出现中毒，有10人严重中毒，其中一名昏迷50多天，成了植物人，另一名23岁的患者服用"梅花K"后造成残疾，如今智力只相当于几岁的孩子。据查，仅湖南株洲因服用"梅花K"产生反应到医院就诊的病人就达100余人。"梅花K"除给无数个家庭带来灾难外，还给原来红红火火的药厂带来毁灭性打击。

(1) 这起案件属于药品安全性问题还是质量事故？为什么？

(2) 评价黄柏胶囊的质量并提出处理意见。

第三节 药品质量检验

一、含义及分类

(一) 检验的含义及其意义

检验包括检测与验证两个方面的基本内涵：检测是运用一定的方法，对检测对象（样品）的内在特性予以检查，得到检测数据的工作过程；验证则是将检测数据与标准进行对比分析，得出判断结论的数据分析过程。显然，检验是对样品与标准之间的相符性进行检测和验证，从而得出评判结论的过程。

由于药品具有特殊性，其质量难以通过人的感观予以识别。因此药品质量检验的意义在于通过对药品不同特性的检测，从不同的侧面反映其内在的质量特性，从而为药品质量的评价提供依据。

与质量评审不同的是：药品质量检验通常是对某些特定的质量特性予以检定，大多局限于理化特性的检定，部分药品涉及效价的检定，则属于生物特性的检定。而质量评审则是综合各方面的检验结果，除对药品标准规定的项目予以检定外，还需结合临床用药情况及消费者的评价，以充分权衡各方面的质量特性最终得出评审结论。因此从质量管理的层面来看，质量检验为质量评审提供依据，而质量评审则是质量检验工作的意义所在。

（二）药品检验的分类

在不同的工作阶段，药品检验的工作目标不同，则药品检验的任务、检查项目、要求均有所区别。

1. 按工作过程分类

药品相关的工作过程可简单分为药品开发、药品的生产与流通、药品使用三个不同的子过程。

（1）药品开发阶段的质量检验：药品开发阶段是确定一个物质结构的药用价值，继而确认其临床应用价值直至批准投产、上市的工作过程。新药开发的深度不同，质量检验工作的任务可能略有差别，但都归属于两个方面：一是该物质生物学特性的检测，以评价其有效性与安全性，这是对检验对象能否作为药品适用于临床的检测与评价；二是该物质理化性质的检测，以评价其稳定性并建立质量评价标准的指标体系，这是在初步确认样品的临床价值的前提下，为保证其临床价值而对下一阶段工作的质量所建立的质量保证体系。

（2）生产与流通阶段的质量检验：生产与流通阶段的重要任务之一，是在整个药品生产与流通的工作过程中，生产与流通的"产品"与开发阶段的已经通过审批的"标准"保持一致。因此，药品生产与流通阶段的质量检验实质上是运用"标准"所规定的方法对"标准"规定的相关项目进行检测，从而判断生产与流通的"产品"是否符合药品规定，从而为调整生产与流通工作行为提供依据。例如生产过程中，根据标准的要求对产品或中间体进行检验，发现不合格现象则责令责任人返工或按工作规范将不合格品报废，是对生产行为的调整；在药品仓储过程中，根据工作规范定期抽查在库药品的质量，从而监测药品质量变化的趋势，提示仓储条件的调整和改善，则是对药品经营行为的调整。这些工作都是为保证药品质量服务的。

（3）药品使用过程的质量检验：无论以何种途径与方式描述药品的质量，最终的评价都归结于药品的有效性、安全性与稳定性的评价。然而，大量的事实表明，影响药品有效性与安全性的因素是多方面的。使用方法不当同样导致各种危险。另一方面，由于人类对物质的内在特性的认知局限，使人们对药品潜在的质量问题还缺乏足够的认识，从而使药品质量评价出现偏差。为此，药品使用阶段质量检验的主要任务应包括两个层面：一是对使用药品的依从性的监测，目的是保证药品在规定的用法、用量条件下使用，以防止用药行为不当而导致的药品质量问题；二是通过对药品使用后的效应做更长期的、更广泛的监测，以提高人们对药品质量问题的认知水平，从而能够采取必要的有效措施降低用药的风险。

2. 按工作性质分类

根据不同的检验机构的工作性质，药品质量检验可能分为内控性检验、监督性检验及技术仲裁性检验三个大类。

（1）内控性检验：指检验人员对本企业内部生产、经营的药品的质量实施监测，并将监测结果作为调整相关工作的依据的工作过程。如药品生产企业依据本企业的内部标准对不同生产工序的中间体进行检查，药品经营企业对仓储药品的定期检查等。这些检查将为控制和改善组织内部各环节的工作质量提供依据。

内控性检验还可以根据检测对象与检测的目标任务分为常规性检验和验证性检验。常规性检验通常由检验员根据药品标准（包括企业标准），对指定的项目指标进行检测，一般局限于产品质量的检测；验证性检验则通常由企业质量管理机构根据 GMP 或 GSP 的要求，对某项工作是否达到预期要求所进行的检测，通常包括对生产的工艺流程、工艺参数、岗位标准操作法、产品、设备等实施验证。例如对天平的定期保养与校验是简单而典型的设备性能验证。

（2）监督性检验：指国家药品监督管理机构中的药品检验部门，根据药品质量管理的要求，依法检查管辖范围内的企业工作行为及相关产品的质量所进行的一系列行政技术工作。包括：①抽查性检验。抽查性检验简称抽验，是国家的药品检验机构，根据药品监督管理计划，对辖区内生产、经营、使用的药品进行检查与抽验。抽验的对象重点是需求量大、应用范围广、质量不稳定、易混淆、易变质、外观有问题的药品。通过抽验发现药品质量问题和倾向，并及时处理，从宏观上对药品质量进行了控制。②评价性检验。主要用于药品注册审批、优质药品评价、新工艺鉴定等。③仲裁性检验。指公正判定、裁决有质量争议的药品，保护当事人正当权益的检验。检验对象只针对有质量争议的药品。④国家检定。指由国家法律或药品监督管理部门规定，某些药品在销售前或进口前，必须经过指定的政府药品检验机构检验，合格的才准予销售或进口。国家检定是对未出厂的药品所进行的检验，而抽查性检验是对已出厂上市销售的药品进行的检验。

二、过程与方法

（一）工作流程

药品检验工作的基本程序包括取样、性状观测、鉴别、检查、含量测定、出具检验报告等步骤。

1. 取样

取样是指从大量样品中取出能代表试样整体质量的小量样品进行分析的工作过程。取样时应考虑取样的科学性、真实性与代表性。故取样的基本原则是均匀、合理。具体操作应按药品标准汇编中有关样品和取样的规定执行。

教学互动　某地食品药品监督管理局在执行抽查性检验的工作中，一旦发现某个批号的药品有质量问题，往往会将该药品相邻批号的药品一并检查，大大地提高了办案效率，成为了该局的工作经验。议一议：这种做法是否违背了取样的科学性、真实性与代表性原则？为什么？

2. 性状观测

指取样后，根据药品标准对该样品有关性状的规定，观察供试品的外观、色、嗅、味，并测定有关物理常数。这些观测不仅有利于药品的鉴别，同时也反映出药品的纯度，是鉴别药品质量的主要指标之一。

3. 鉴别

指根据药物的化学结构和理化性质来进行某些化学反应或测定某些理化常数，以判断药物及其制剂的真伪。通常某一鉴别试验只能表示药物某一特征，不能将其作为判断的唯一依据，需结合其他的分析项目全面评价才能得出正确结论。

4. 检查

在不影响药物疗效及人体健康的原则下，药物中允许有微量杂质存在。按规定检查该项目，可判断药物的纯度是否符合杂质限量规定的要求，故也称为纯度检查。

5. 含量测定

在鉴别、检查合格后进行。通常采用化学分析法或物理化学分析法测定药物中主要有效成分的含量，以确定是否符合药品标准。

6. 出具检验报告

该程序包括结果的分析判断和报告的书写两个部分。检查操作过程中，需按规定如实记录检验的操作过程、实验数据，实验结束后，需对这些记录及相关数据进行分析，从而提出是否符合规定的检验结论。最后按规定出具检验报告。

检验报告是药品质量检验结果的证明书，结论应明确、肯定、有依据，并有检验者、复核者及部门负责人签名或盖章以示负责。签名应写全名，否则报告无效。

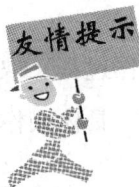

友情提示 检验程序属化验员一般工作流程，以检测样品是否合格为目的，不符合标准的药品按不合格药品论处。监督性检验不仅要按上述程序对药品的内在质量进行检定，在大多数情况下，还需对药品的包装、标签、说明书等药品的外在质量，甚至包括生产、经营的工作质量是否符合相关法规实施评价。不符合规定的药品除按不合格药品论处外，如工作行为不符合法规要求的药品，还需以违法药品论处。

（二）检验方法

1. 化学分析法

是以物质的化学反应为基础的分析方法，被分析的物质称为供试品，与供试品发生反应的物质称为试剂，试剂与供试品所发生的化学变化称为分析反应。根据定性分析反应的现象和特征鉴定物质的化学组成；根据定量分析反应中供试品与试剂的用量测定供试品中各组分的相对含量。

定量分析又可分为重量分析与滴定分析。重量分析是根据物质在化学反应前后的重量来测定被测组分的含量；滴定分析则是将供试品制成溶液后，滴加已知准确浓度的试剂溶液，当反应完全时，根据试剂的浓度和消耗试剂的体积，计算出被测组分的含量。

化学分析法具有仪器简单、操作方便、结果准确、应用范围广等特点，是药物检验时最常用的方法之一。

2. 仪器分析法

根据被测物质的某种物理性质（如相对密度、熔点、折光率、旋光度、光谱特征等）与组分的关系，不经化学反应直接进行定性或定量分析的方法称为物理分析法。因该方法操作时大多需要精密仪器，故又称为仪器分析法。

仪器分析法具有快速、灵敏、准确、发展速度快、应用范围广等特点。

3. 生物检定法

是利用药物对生物体的作用，把供试品（T）和标准品（S）在同等条件下进行比较，计算出供试品效价的方法。除了用于药物效价（活性）测定外，还用于药品有害物质的检查（如异常毒性、毒力、热原、细菌内毒素、升降压物质、过敏性杂质等）、无菌检查和微生物限度检查等。

实验与实训　药品质量检验与评价

1. 固体制剂重量差异检查

《中国药典》对片剂重量差异的限度应符合下表的规定：

平均重量	重量差异限度
0.30g 或 0.30g 以上	±7.5%
0.30g 以下	±5%

检验方法：取药片 20 片，精密称定总重量，求得平均片重后，再分别精密称定各片的重量。每片重量与平均片重相比较（凡无含量测定的片剂，每片重量应与标示片重比较），超出重量差异限度的药片不得多于 2 片，并不得有 1 片超出限度的一倍。

（1）按上述方法检查某片剂的片重差异，并判断其质量是否合格？

（2）想一想：在药厂中，每一批片剂的产量都可能达到几十万片，我们在做重量差异检查时，是否需要将几十万片的药品逐一精密称取，以判断其差异限度是否合格，为什么？

2. 药物稳定性考察

阿司匹林片在不同条件贮存后的含量变化如表 5-3 所示。

表5-3　阿司匹林贮存时的含量变化

1 天	1 个月	2 个月	3 个月	4 个月	5 个月	6 个月
$TA = 10°C$						
$H_2OA = 60\%$	0.3124	0.3116	0.3108	0.3100	0.3092	0.3084
$TB = 25°C$						
$H_2OB = 75\%$	0.3124	0.3102	0.3080	0.3058	0.3036	0.3014
$TC = 50°C$						
$H_2OC = 100\%$	0.3124	0.3010	0.2896	0.2782	0.2668	0.2554

（1）试一试：以时间为横轴，含量为纵轴建立直角坐标系，根据表中的数据在该座标系中画出不同条件下阿司匹林含量随时间变化的曲线。

（2）议一议：从座标图中，我们看出不论在什么条件下，阿司匹林的含量随时间的延长均呈降低趋势，请问这种现象说明什么问题？

（3）比一比：试比较 A、B、C 三个条件的异同点，对照曲线图，你认为 A、B、C 三条曲线有什么差异？原因是什么？

（4）想一想：如果将在温室（25℃）条件下药品含量下降 10% 需要的时间定义为有效期，请估算阿司匹林的有效期是多少？

提示：欲对比较曲线的异同，应注意经下几个方面：一是曲线的变化规律，二是曲线变化速度的快慢，三是导致曲线变化的原因。

3. 案例分析

某药厂的"××口服液"经检验合格，已被销到全国各地。质检室的检验员进行留样观察时发现了某批号留样观察的样品微生物限度检查不合格。厂质量总监根据检验员的报告，查阅了相关的销售记录后，立刻向各地发出了暂停销售"××口服液"通知。与此同时，质量总监提出对"××口服液"的其他批号的样品以及同一个月内生产的其他品种的口服液进行检查。结果发现，除原来发现有问题的样品外，同一品种的口服液其他批号的产品以及同期生产的其他品种的口服液产品质量都合格。由于在这次质量检查中花费了大量的人力、物力的财力，而且因为暂停销售，使企业错过了最佳销售时段，该品种的销量受到很大影响。于是，有人对质量监督部门的做法提出了质疑，认为质量总监小题大做，使企业蒙受了较大的经济损失。质量总监陷入了困境……

（1）请你跟厂质量总监好好谈谈，给予他适当的建议。

（2）如果你是顾客，你会继续使用该企业的产品吗？说说你的理由。

友情提示

留样观察是指药厂为了考察本企业的产品的质量稳定性，在产品出厂前通常留取小量样品，按贮存条件的要求进行贮存，并定期检查其质量的过程。

第四节　药品质量控制

一、过程控制的原理

（一）过程与子过程

过程是指一组输入转化为输出的活动。其模型见图 5–1。

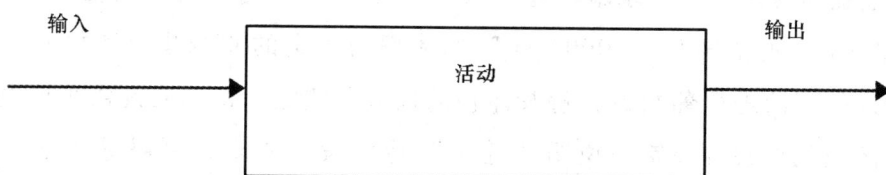

图 5–1　过程模型

根据活动的复杂程度，可将一个过程分解为若干个子过程，各子过程通过输入与输出的关系相互衔接。其模型见图 5–2。

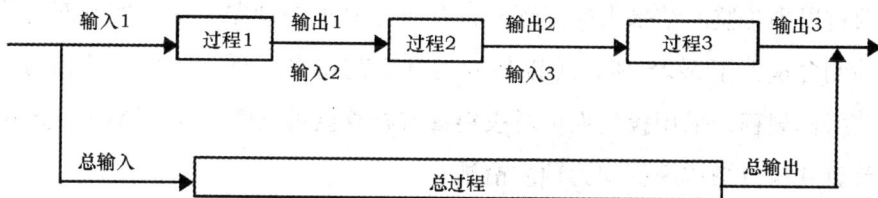

图 5–2　过程与子过程的关系

由模型可见：过程分解后过程 1 的输出为过程 2 的输入，过程 2 的输出则是过程 3 的输入。由于各子过程是相互衔接的，故只要有某一个子过程的输出未达到下一个子过程输入的要求，则最终的输出结果就不可能达到要求。

（二）过程的监测与反馈

1. 监测

是指按照策划的要求对预定的输出指标进行测量。监测的目的是评价"输出"是否达到预期要求。监测的结果有符合、偏离、不符合三种可能，允许偏差的范围称为偏离许可。

以药品生产为例：生产指令要求"配制 5% 的葡萄糖溶液 10000ml，含量为标示量的

185

95%～105%"。完成这一任务的过程如图 5-3 所示。

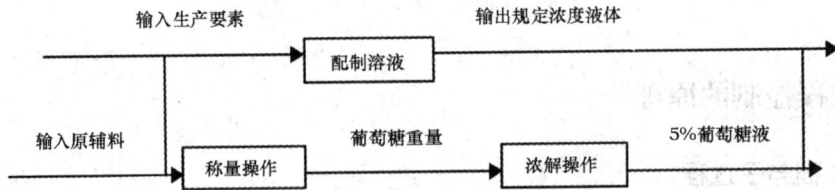

图 5-3　5% 葡萄糖溶液配制过程

配液过程为总过程，要求输入生产要素（如原料、辅料及人的活动等），输出为溶液，"5%"的浓度及"10000 ml"的体积为预定的监测指标，检验员对操作人员配制好的溶液进行葡萄糖含量及体积的检查、测定，即为对配液生产过程的监测。显然溶液的浓度是 5%，说明"输出"达到策划要求，可以进入下一生产过程；如果溶液的浓度不是 5%，则不能进入下一生产过程。由于有 95%～105% 的偏离许可，故监测结果中含量在 4.75%～5.25% 范围内均可作出符合规定的结论。

2. 反馈

是指将监测结果向过程的实施者报告的活动。目的是对输出结果进行纠正或对过程进行调整和改进以预防监测结果再次出现不符合预定要求的现象，最终实现对过程的控制。上例中如检测含量大于 5.25%，可以加入适量工艺用水，纠正含量偏差称为纠正措施；或制定岗位操作规程，采用投料人员对投料量实施双核对制度，即可预防含量不合格的再次出现，修订并执行操作规程即为预防措施。

通过对监测结果的分析，可以评价过程的发展趋势及各项纠正措施与预防措施的有效性与效率。

（三）过程控制

过程控制是指通过调整和修正过程的活动以保证输出结果不偏离预期目标的一系列工作。这一概念包括以下几个方面的含义：一是输出的目标是"预期的"，即在过程实施前就须进行策划，这些"预期的"输出通常以监测指标予以表述；二是"监测"是过程控制的前提，监测结果是调整和修正过程的依据，没有对监测结果的分析，就不能实现对过程的控制；三是出现偏离且超出偏离许可时，调整或修订过程是过程控制必须措施。

过程控制的措施包括纠正措施和预防措施。

纠正是为消除已发现的不合格所采取的措施。如对含水量不合格的颗粒重新进行干燥，对考试不合格的考生安排补修等。纠正措施是指为消除已发现的不合格或其他不期望情况的原因所采取的措施。如调整颗粒干燥的工艺条件，密闭保存已干燥的颗粒不仅可以消除已发现的含水量不合格，同时也可以预防含水量不合格的再次发生。纠正和纠正措施都是对已经发现的不合格所采取的调整或修订措施。

　　预防措施是为消除潜在的不合格或其他潜在的不期望情况的原因所采取的措施。显然预防措施是防止"发生"的措施，而纠正措施是防止"再发生"的措施。如片剂包衣时如果某一层干燥不彻底，包衣结束后，产品贮存一定时间可能发生衣层剥落的不合格现象，故包衣操作中需要操作者对每一层衣层的干燥都进行控制，这就是预防措施。如包衣片已经出现了衣层剥落现象，需要将衣层洗掉重新包衣，这就是纠正。质管部将不合格现象及原因反馈给包衣工，同时加强了对包衣工的培训，强调干燥操作对包衣质量的影响，在包衣过程中工艺员多次到岗位进行监查，这就是纠正措施。

　　综上所述，过程控制是通过输出的策划、输出结果的监测与分析、调整和修正过程方法等活动实现的，最终目的是保证输出结果符合策划的要求。

（四）与过程控制相关的术语

1. 返工和返修

　　返工是指为使不合格产品符合要求而对其所采取纠正措施之一。返修是指为使不合格产品满足预期用途而对其所采取的措施。两者的区别在于返修包括对以前是合格的产品，为重新使用所采取的修复措施，如作为维修的一部分。返工只针对不合格产品预以纠正。

2. 降级

　　是指为使不合格产品符合不同于原有要求而对其等级的改变。如化学试剂没有符合光谱纯的标准，允许条件下可降级为化学纯的等级。但要注意的是药品质量除中药材外，只有合格和不合格，没有降级处理的措施。

3. 报废

　　是指为避免不合格产品原有的预期用途而对其所采取的措施，如回收、销毁。这是不合格药品常用的处理措施。对不合格的服务则是通过终止服务来避免其使用。

4. 让步

　　是指对使用或施行不符合规定要求的产品的许可。让步通常仅限于在商定的时间或数量内，对含有不合格特性的产品的交付。如考试不合格的学生先安排实习或工作，待补考全部合格后再补发毕业证。

187

5. 放行

是对进入一个过程的下一阶段的许可。

6. PDCA 循环

是一个动态循环,可以在每一个过程内展开(图5-4)。P:策划,指按顾客的需求和组织的方针,建立目标和为提供结果所需的过程;D:实施,指实施过程;C:检查,指对照计划、目标和产品要求监测过程和产品,并报告结果;A:改进,指采取措施持续改进过程业绩。

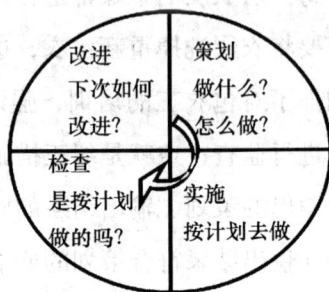

图5-4 PDCA 循环

PDCA 循环的概念存在于我们的工作和生活的所有方面,且以一种正式或非正式的,有意识或无意识的方式,被不断地用于我们的每一件事中。保持和持续改进过程能力可以通过在组织的各个层次应用 PDCA 循环来加以实现。

二、控制的类型

(一)直接控制

直接控制是指操作人员自己在工作过程中的控制,这种控制是通过采取行动与环境取得平衡来决定工作的成果,是一边观察成果的反馈,一边采取恰当的修正行动的控制方式。

直接控制的控制过程表现为:采取某种行动;对行动的结果进行观察、测定;将观察的结果与应有的标准进行比较、评价;再采取相应的行动。这些步骤循环往复就形成了现实的控制行动。例如在输液生产线上封口岗位的操作人员,不定期地拧动输液瓶盖,或随机取一瓶封好口的输液倒置观察即控制行动;标准要求瓶口紧,倒置无气泡则为漏气检查合格,故瓶内如产生大量气泡或瓶口感觉松动,则说明输液包装出现漏气的不合格现象,需立即采取纠正措施,以防止再次出现不合格即为典型的直接控制。

（二）间接控制

间接控制主要是作业人员的上级管理者通过对作业人员的业绩评价，从而影响作业人员当时行为的控制方式。

间接控制过程分五个步骤：确定应达到的目标（可以通过各种方式确定，如由上级管理者规定或根据作业人员自己的申报通过协商议定）；作业人员对工作进行控制；一定时期后，管理者对作业人员的成果进行观察、测定；管理者将观察、测定到的成果与标准、评价；在比较、评价的基础上，管理者决定奖惩措施。

例如学生在校学习期间，学校通过制定各项规章制度对学生的日常行为及学习成绩进行考核，学生的日常行为和学习成绩就是事前协商确定的标准，经过一段时间学习后，各科任课教师按规定通过各种不同的方式考核学生日常行为是否规范，学习成绩是否达到规定的能力标准，即学生的上级部门对学生学习成果进行观察和测定。与标准进行比较和评价，合格者进入下一阶段学习，不合格者重新学习或终止学习，即为相应的奖惩措施。

三、举例

（一）业务流程与控制模型

药品行业结构与质量控制模型，如图 5-5 所示。而某一环节中运用 PDCA 循环而实现对这一环节的质量控制，如图 5-6。

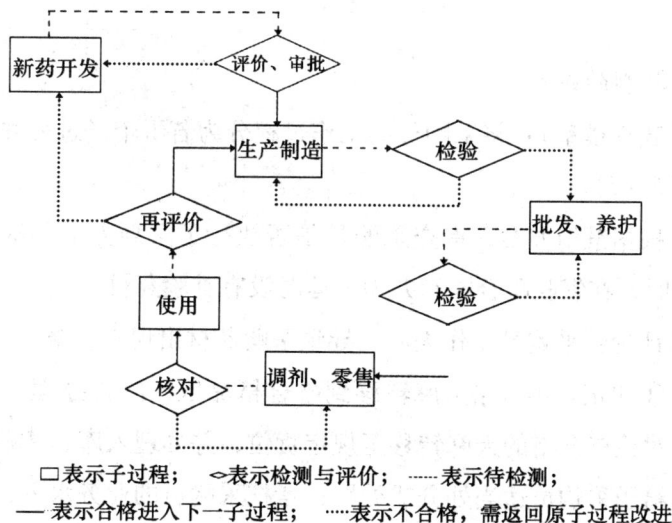

□表示子过程；　◇表示检测与评价；　……表示待检测；
—— 表示合格进入下一子过程；　……表示不合格，需返回原子过程改进

图 5-5　国家对药品行业各环节的质量控制

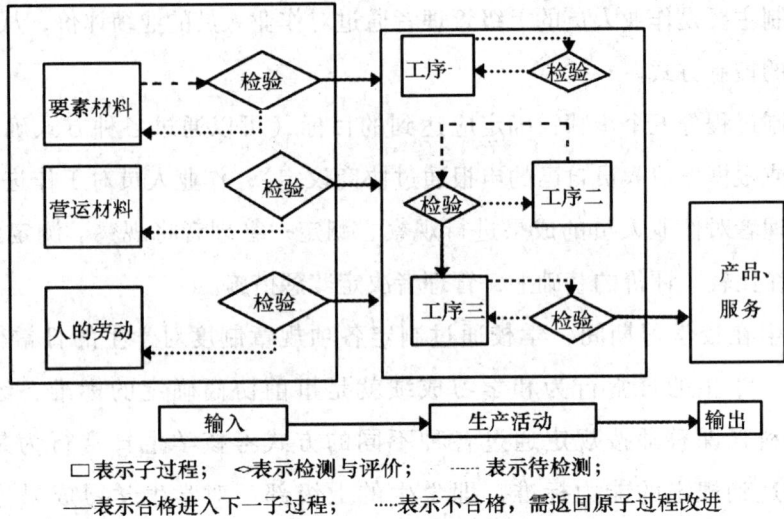

□表示子过程； ◇表示检测与评价； ……表示待检测；
——表示合格进入下一子过程； ┈┈表示不合格，需返回原子过程改进

图5-6 药品生产过程的质量控制

（二）应用

1. 背景资料

某药材批发站欲收购一批天麻，委派某中药材采购员到药市进行收购。该采购员与A、B、C三家农户以现金交易形式收购了1000 kg的天麻，签定了收购合同，并将收购的天麻办理了托运手续。但在办理入库手续时，检验员发现该批天麻中有三包为假天麻，其他几包有掺假现象。假天麻在外观上与真天麻相似，但仔细观察仍能辨别真伪。

2. 工作过程模型的建立

（1）策划（建立模型）：将采购员的工作过程分为若干个子过程并对每一个子过程设计监测指标（图5-7）。

（2）实施：根据策划方案，审查采购员是否执行了策划方案。从案例中可以发现采购员在实施方案时，在签收购合同和办理托运时没有查验药材。

（3）检测与评价：采购员工作失职，导致采购药材出现不合格。

（4）改进：①纠正。不合格天麻转移到不合格品区，停止办理入库手续，进入退货程序。②放行。对检查合格的天麻转移至规定货位，并办理入库、建账。③预防。发出质量通报，按规定给予采购员适当处分或处罚；考核采购员的业务水平，合格后方可上岗。

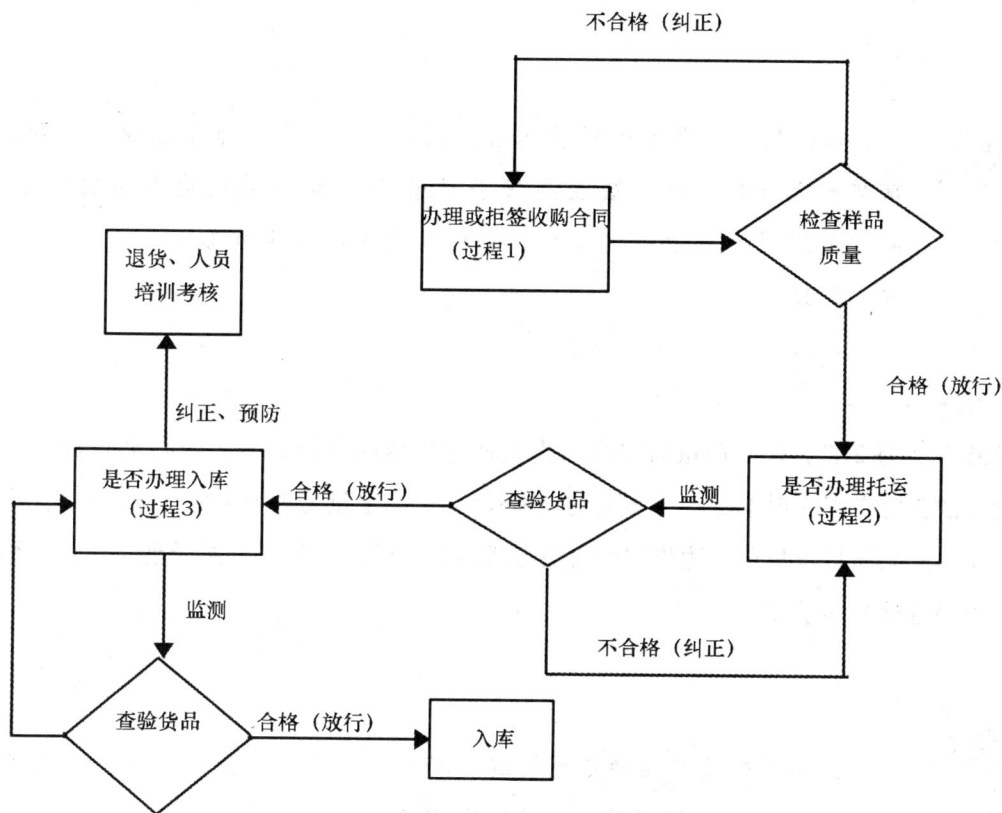

图5-7 采购工作过程

实验与实训 药品质量控制案例分析

1. 案例 A

某药厂接到某零售药店投诉，反映该厂生产一箱批号为041220的止咳枇杷糖浆出现长霉现象。与此同时，厂内留样观察室亦报告同批号的样品出现长霉。为此厂质量监督人员立即展开了调查。通过查阅该批药品相关的生产记录，发现该批药品生产记录中反映在生产过程中曾经出现过灌装时设备运行不正常，出现药液泄漏于瓶外，后经设备检修人员处理，生产恢复正常的现象。检查厂内留样品，同一批号样品中只有少数几瓶出现长霉。根据对药瓶外霉点生长情况的检查，结合生产记录分析，质量监督员确认，该质量问题是由于糖浆灌装过程中设备运行不正常，导致药液泄漏，虽然处理后生产恢复正常，但灌装操作工没有及时清除或处理有药液泄漏的药品，导致在生产、流通、贮存过程中，遗留在瓶身外的糖浆长霉从而导致质量投诉。

191

根据质量事故原因的调查、认定，企业对该批药品生产当班操作工扣发一个月奖金。

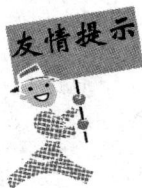

友情提示

　　药品包装对药品起保护作用，但显然不能保护泄漏在瓶外的药品。糖浆剂因含糖、水、蛋白质等多种营养素而极易成为微生物的培养基。因泄漏而遗留在瓶外的糖浆与空气中的霉菌接触，即导致产生霉点或霉斑。

2. 案例 B

2005 年 5 月 2 日，药品质量监督员对本企业库存样品例行检查，发现某一货垛上有两个批号的普鲁卡因注射剂，一个批号是 030515，另一个批号是 030823。药品的有效期均为二年。药品质量监督员一边督促保管员办理催销手续，一边办理给予仓库保管员和养护员予以警告处分的手续。

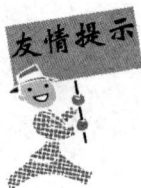

友情提示

　　时间是影响药品稳定性的重要因素。为保证药品能够在有效期内销售、使用完毕，保管员必须将不同有效期的药品分别存放，按照先进先出，近期催销的原则管理在库药品。

3. 案例 C

某患者呼吸道感染并发支气管哮喘，医师给予下列处方：

Rp

青霉素 G 钠注射液	48 万单位
氨茶碱注射液	0.75 克
10% 葡萄糖注射液	1500.0 毫升

静脉滴注，每天一次。

结果：患者用药无效。调配该药品的调剂员被停职检查。

友情提示

青霉素极易水解，在碱性条件下水解速度更快。氨茶碱是碱性溶液，故与青霉素混合于葡萄糖注射液中静脉滴注，青霉素水解失效。上述处方为不合理处方，需要医师更改正确后方能调配使用。

讨论：根据上述三个案例，谈谈你打算采取什么预防措施，避免将来工作中的不合格现象。

（周小雅）